》》 专家解百病系列丛书

U0293135

图说感冒

总主编　张清华
主　编　朱建明　李瑞斌　廖东初

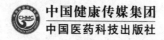

中国健康传媒集团
中国医药科技出版社

内 容 提 要

　　本书为"专家解百病系列丛书"之一，分为感冒常识篇、病因篇、诊断与治疗篇、预防保健篇等四部分，结合医学知识，通过问答的形式对常见感冒如流行性感冒、胃肠型感冒等的症状、发病机制、治疗保健进行详尽而通俗地阐述，还全面介绍了针对各类感冒患者从心理、饮食及运动等方面综合调理的方法。本书内容全面、通俗易懂，具有较强的可读性，既可为感冒患者提供实用的防治感冒相关的知识，也可为医务工作者向患者介绍病情与解释采取的诊断方法、治疗步骤、护理措施等提供参考。

　　本书可供临床医生和感冒等相关疾病患者及家属参考使用。

图书在版编目（CIP）数据

图说感冒 / 朱建明，李瑞斌，廖东初主编. —北京：中国医药科技出版社，2021.4

（专家解百病系列丛书 / 张清华主编）

ISBN 978-7-5214-2397-6

Ⅰ. ①图… Ⅱ. ①朱… ②李… ③廖… Ⅲ. ①感冒–防治–图解

Ⅳ. ①R511.6–64

中国版本图书馆 CIP 数据核字（2021）第 065996 号

美术编辑　陈君杞

版式设计　易维鑫

出版　**中国健康传媒集团** | 中国医药科技出版社

地址　北京市海淀区文慧园北路甲 22 号

邮编　100082

电话　发行：010-62227427　邮购：010-62236938

网址　www.cmstp.com

规格　710×1000mm　¹⁄₁₆

印张　21¾

字数　447 千字

版次　2021 年 4 月第 1 版

印次　2021 年 4 月第 1 次印刷

印刷　三河市万龙印装有限公司

经销　全国各地新华书店

书号　ISBN 978-7-5214-2397-6

定价　**65.00 元**

获取新书信息、投稿、为图书纠错，请扫码联系我们。

编委名单

主　编　朱建明　李瑞斌　廖东初

副主编　余　海　张忠明　李　扬　胡寅进

编　者（以姓氏笔画为序）

王　玲　王　俊　王淑梅　左惠荣　朱　彤

朱建明　李　扬　李　敏　李瑞斌　邱　俊

何胜红　余　海　沈翠蓉　张　亮　张志丽

张忠明　张德栋　陈小樟　林佳娜　胡寅进

龚建军　廖东初

前　言 | Preface

　　感冒是人类面临的主要公共健康问题之一，无论春夏秋冬，总有感冒发生。感冒是一个纠正身体偏向性运动的过程，应以自然的方式度过发病期。感冒之后，积极协助调整身体的偏向性疲劳，改善生活习惯，静候发病期结束，才是正确应对感冒的方法。感冒是对身体进行的"大扫除"，是维护健康的安全阀。治疗感冒目前尚无特效药物，古人云："三分治疗，七分调养"，即强调患者要从心理、饮食及运动等方面综合调理，才能早日康复。

　　本书为"专家解百病系列丛书"之一，内容分为感冒常识篇、病因篇、诊断与治疗篇、预防保健篇等四部分，结合医学知识，通过问答的形式对常见感冒如流行性感冒、胃肠型感冒等的症状、发病机制、治疗保健进行详尽而通俗地阐述，还全面介绍了针对各类感冒患者从心理、饮食及运动等方面综合调理的方法。本书内容全面、通俗易懂，具有较强的可读性，既可为患者提供实用的防治感冒的相关知识，也可为医务工作者提供参考。

　　本书在编写过程中，参考了国内外的大量文献，因篇幅所限没有一一列出，在此一并表示感谢！由于编者水平有限，书中难免存在疏漏之处，恳请广大读者提出宝贵意见。

编　者
2020 年 10 月

目　录 | Contents

病 因 篇

诊断与治疗篇

预防保健篇

常　识　篇

1. 呼吸道都由哪些器官组成

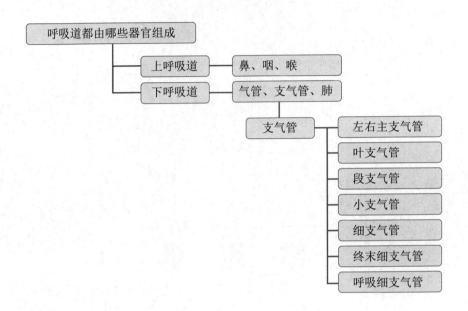

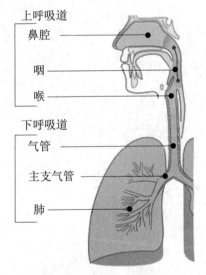

呼吸道的结构	整个呼吸道内表面都分布有分泌液和纤毛（鼻孔、咽后壁和声带黏膜除外），它能温暖（或冷却）、湿润和净化吸入的空气，对于呼吸器官和人体有保护作用。

呼吸道的结构	在呼吸道黏膜的上皮细胞间隙中有杯状细胞分泌黏液；黏膜下层中有黏液腺分泌黏液和浆液。呼吸道黏膜的每个上皮细胞约有200条纤毛，经常进行规则而协同的摆动，向咽部方向摆动时坚挺有力而快速，向相反方向摆动时弯曲柔软而缓慢，这样，纤毛顶部的黏膜层连同黏着的异物颗粒，都朝着咽部推移，然后经口吐出，或被咽下。呼吸道黏膜下层有丰富的传入神经末梢，能感受机械的或化学的刺激，引起喷嚏和咳嗽等反射，以高速度的气流把呼吸道的异物排出口、鼻之外。 在呼吸道的不同部位，其口径和内壁的几何形状是各不相同的，下呼吸道的管壁内横亘有平滑肌纤维，这些肌纤维的活动状况直接关系到下呼吸道的口径（尤其是缺乏软骨的膜性细支气管），因此，关系到呼吸的气流阻力
呼吸道的位置	有肺脊椎动物的呼吸道分上、下两部：鼻、咽和喉合称上呼吸道。气管及其以后一分再分的管道，合称为下呼吸道，或称为气管树
呼吸道的毗邻	气管前面由浅入深的层次为皮肤、浅筋膜、颈深筋膜浅层、胸骨上间隙及其内的颈静脉弓、舌骨下肌群及内脏筋膜；肺的毗邻器官可在其表面形成压迹或沟。两肺门前下方均有心压迹。右肺门后方有食管压迹，上方是奇静脉沟。左肺门上方有主动脉弓，后方有胸主动脉
结语	呼吸系统是有肺脊椎动物的重要器官，是生命赖以维持的动力源，其各部分的构造均有其特殊的作用和意义

2. 上呼吸道器官有哪些功能

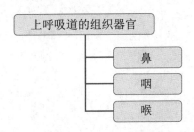

上呼吸道的组织器官
- 鼻
- 咽
- 喉

上呼吸道器官的功能	鼻	鼻：鼻腔有鼻毛，对吸入的空气起过滤作用，可以减少尘埃等有害物质的吸入。整个鼻腔黏膜由假复层纤毛柱状上皮组成，其间有嗅细胞、杯细胞、分泌腺体以及相当丰富的血管。因此，鼻腔可以使吸入气体加温加湿，当鼻腔受到有害气体或异物刺激时，往往出现打喷嚏、流鼻涕反应，避免有害物吸入，这是一种保护性反射动作。鼻腔除有呼吸作用外，还有嗅觉作用，可以分辨出不同的气味
	咽	咽：上连鼻腔，下与喉相连，可分鼻咽、口咽及喉咽三部分，是呼吸系统和消化系统的共同通道，具有吞咽和呼吸的功能。此外，咽也是一个重要的发音共振器官，对发音起辅助作用。咽部具有丰富的淋巴组织，由扁桃体等组成咽淋巴环，可防御病毒、细菌等病原体对咽部侵袭，在幼年时期此种功能较明显。当发生感冒等呼吸道感染时，咽部的淋巴组织因防御侵袭，杀伤病原体而出现充血肿大，这时我们就会感觉咽部疼痛和扁桃体肿大
	喉	喉：上与喉咽，下与气管相连，是呼吸的通道。另外，喉内有声带，呼气时气流振动声带可以发声，故喉兼有发音功能。当呼吸或发音时，会厌打开，空气可以自由出入；而当吞咽时，避免食物进入气管
结语		鼻、咽、喉、气管、支气管是气体出入肺的通道，称为呼吸道。其特征是由骨或软骨为支架围成腔壁或管壁以防止外界压力而塌陷，是保证气体畅通的一种适应性结构

3. 呼吸道自身具有哪些防御机制

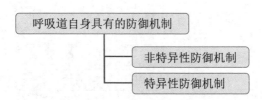

呼吸道自身具有的防御机制	非特异性防御机制	吸入空气中悬浮的固体颗粒和有害气体，一部分随呼气运动呼出或因刺激呼吸道黏膜，反射性引起咳嗽喷嚏而排出，一部分沉积于呼吸道或肺泡上皮表面，由防御机制将其清除，颗粒沉积的部位与颗粒的大小、形状和重量等有关
	特异性防御机制	吸入空气中的有害物质作用于呼吸道，仅数小时就能产生抗体，引起呼吸道局部的免疫反应，量多时甚至可引起全身性免疫反应
	结语	人每天吸入的空气在 10 000L 以上，其中可能含有大量微生物、有害的粉末或毒物，这些可成为肺部炎症、肿瘤及全身性疾病的原因。所幸的是肺和呼吸道的防御功能可将这些致病因子排出、灭活及清除。当吸入的致病因子过多或作用过强，或肺的防御功能降低时，就可能发生疾病

4. 什么是感冒

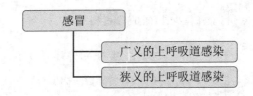

典型案例		患者于 3 天前因下地干农活受凉后出现咳嗽、咳痰，无恶心、呕吐，无胸闷、气短，无腹胀、腹痛及腹泻，近日上述症状加重，就诊，门诊以"上呼吸道感染"收住院。患者自患病以来神志清、精神欠佳，饮食及睡眠尚可，大小便正常，体重无明显增减
感冒的定义	广义的上呼吸道感染	广义的上呼吸道感染不是一个疾病诊断，而是一组疾病，包括普通感冒、病毒性咽炎、喉炎、疱疹性咽峡炎、咽结膜热、细菌性咽-扁桃体炎
	狭义的上呼吸道感染	狭义的上呼吸道感染又称普通感冒，是最常见的急性呼吸道感染性疾病，多呈自限性，但发生率较高。成人每年发生 2～4 次，儿童发生率更高，每年 6～8 次。全年皆可发病，冬春季较多
结语		上呼吸道感染简称上感，又称普通感冒。是包括鼻腔、咽或喉部急性炎症的总称

5. 感冒都有哪些症状

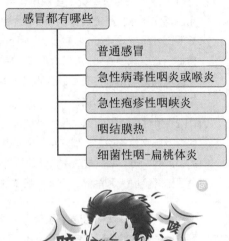

典型案例		患者，男 26 岁，煤车司机。主诉：发热伴肌肉酸痛 3 天；现病史：患者自诉 3 天前无明显诱因出现发烧、流涕、肌肉酸痛
症状	普通感冒	俗称"伤风"，又称急性鼻炎或上呼吸道卡他，多由鼻病毒引起，其次为由冠状病毒、副流感病毒、呼吸道合胞病毒、埃可病毒、柯萨奇病毒等引起。 起病较急，潜伏期 1~3 天不等，随病毒而异，肠病毒较短，腺病毒、呼吸道合胞病毒等较长。主要表现为鼻部症状，如喷嚏、鼻塞、流清水样鼻涕，也可表现为咳嗽、咽干、咽痒或灼热感，甚至鼻后滴漏感。发病同时或数小时后可有喷嚏、鼻塞、流清水样鼻涕等症状。2~3 天后鼻涕变稠，常伴咽痛、流泪、味觉减退、呼吸不畅、声嘶等。一般无发热及全身症状，或仅有低热、不适、轻度畏寒、头痛。体检可见鼻腔黏膜充血、水肿、有分泌物，咽部轻度充血。 并发咽鼓管炎时可有听力减退等症状。脓性痰或严重的下呼吸道症状提示合并鼻病毒以外的病毒感染或继发细菌性感染。如无并发症，5~7 天可痊愈

症状	急性病毒性咽炎或喉炎	（1）急性病毒性咽炎 多由鼻病毒、腺病毒、流感病毒、副流感病毒以及肠道病毒、呼吸道合胞病毒等引起。临床特征为咽部发痒或灼热感，咳嗽少见，咽痛不明显。当吞咽疼痛时，常提示有链球菌感染。流感病毒和腺病毒感染时可有发热和乏力。腺病毒咽炎可伴有咽结合膜炎。体检咽部明显充血水肿，颌下淋巴结肿大且触痛。 （2）急性病毒性喉炎 多由鼻病毒、甲型流感病毒、副流感病毒及腺病毒等引起。临床特征为声嘶、讲话困难、咳嗽时疼痛，常有发热、咽痛或咳嗽。体检可见喉部水肿、充血，局部淋巴结轻度肿大和触痛，可闻及喉部的喘鸣音
	急性疱疹性咽峡炎	常由柯萨奇病毒A引起，表现为明显咽痛、发热，病程约1周，多于夏季发作，儿童多见，偶见于成年人。体检可见咽充血，软腭、悬雍垂、咽及扁桃体表面有灰白色疱疹及浅表溃疡，周围有红晕，以后形成疱疹
	咽结膜热	主要由腺病毒、柯萨奇病毒等引起。临床表现有发热、咽痛、畏光、流泪，体检可见咽及结合膜明显充血。病程4~6天，常发生于夏季，儿童多见，游泳者易于传播
	细菌性咽-扁桃体炎	多由溶血性链球菌，其次为流感嗜血杆菌、肺炎球菌、葡萄球菌等引起。起病急、明显咽痛、畏寒、发热（体温可达39℃以上）。体检可见咽部明显充血，扁桃体肿大、充血，表面有黄色脓性分泌物，颌下淋巴结肿大、压痛，肺部无异常体征
结语		感冒都有以下症状：①普通感冒；②急性病毒性咽炎或喉炎；③急性疱疹性咽峡炎；④咽结膜热；⑤细菌性咽-扁桃体炎

6. 感冒有什么分型与危害

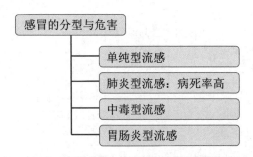

感冒的分型与危害	单纯型流感	急性起病，体温 39～40℃，伴畏寒、乏力、头痛、肌肉关节酸痛等全身症状明显，呼吸道卡他症状轻微，可有流涕、鼻塞、干咳等。查体：急性病容，咽部充血红肿，无分泌物，肺部可及干性啰音
	肺炎型流感	较少见，多发生于老人、小孩、原有心肺疾患的人群。原因：原发病毒性肺炎，继发细菌性肺炎，混合细菌病毒肺炎。表现：高热持续不退，剧烈咳嗽、咳血痰、呼吸急促、紫绀，肺部可闻及湿啰音。胸片提示两肺有散在的絮状阴影。痰培养无致病细菌生长，可分离出流感病毒。可因呼吸循环衰竭而死亡，病死率高
	中毒型流感	以中枢神经系统及心血管系统损害为特征。表现为高热不退，血压下降，谵妄、惊厥、脑膜刺激征等脑炎、脑膜炎症状
	胃肠炎型流感	以腹泻、腹痛、呕吐为主要临床表现
结语		不同类型感冒发病原因和症状各不相同，应该注意区分，合理治疗

7. 典型感冒的完整过程是怎样的

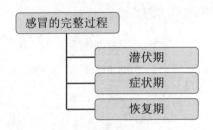

典型感冒的完整过程	潜伏期	从感染病毒到临床出现症状，这段时间称为潜伏期。感冒患者的潜伏期一般为 1～3 天
	症状期	感冒多数起病急，发病同时或数小时后即可有呼吸道症状，包括打喷嚏、鼻塞、流涕、咽干、咽痒、咽痛，或有灼热感。1～2 天后，由于炎症向咽、喉部位发展，会相继出现咽痛、咽部异物感，重者可出现吞咽困难、咳嗽、声音嘶哑，如无继发细菌感染，则痰少，为白色黏痰。合并眼球结膜炎时，还会出现眼痛、流泪、怕光。2～3 天后鼻涕变稠，多为淡黄色，若患者还同时伴有耳咽管炎，则有暂时性的听力减退（炎症消失后可恢复）。有的患者还会出现味觉迟钝，或流泪、声音嘶哑、呼吸不畅，以及轻微的咳嗽。较轻的感冒以及多数患者常无发热以及全身症状，或者只有不适、头痛、低热以及轻度畏寒。 除上述症状外，感冒还常伴发轻重程度不一的全身症状，如恶寒、发热、全身疲软无力、腰痛、肌痛、腹胀、纳差，甚至出现呕吐、腹泻。有些患者，口唇部还可出现单纯疱疹。 医生检查时可发现鼻腔黏膜充血、水肿、有分泌物。咽部也可出现轻度水肿、充血
	恢复期	如无并发症，感冒通常在 5～7 天内痊愈，少数患者体质差，感染较重也可延至 7 天以上
结语		感冒症状不典型多见于年老体弱者，或者可能已有了并发症。当然少部分人有一定的免疫力，不待感冒症状"尽情表现"，便已开始恢复了，这常见于年轻力壮者，或是患感冒刚痊愈不久者

8. 对感冒的认识通常存在哪些误区

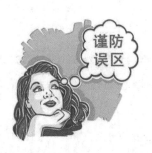

典型案例	姓名：李勇 性别：女 年龄：34 岁 出现病史：患者于今晨起后无明显诱因开始出现畏寒、发热，自测体温 39℃，无出汗，继之出现咽痛，四肢抽搐，呈阵发性发作，每次发作持续约 15 秒，无咳嗽、咳痰，无恶心、呕吐等不适症状		
感冒和流行性感冒	普通感冒	普通感冒（简称"感冒"，俗称伤风）是由病毒感染引起的一种轻度、能自愈、发病率极高的急性上呼吸道炎症，包括急性鼻咽炎、急性咽炎、急性扁桃体炎等，其致病原可达 200 多种，常见的有鼻病毒、冠状病毒及副流感病毒等	
	流行性感冒	流行性感冒是由流感病毒引起的严重的急性呼吸道传染病。"上感"则是指由病毒或细菌引起的上呼吸道感染	广义的上呼吸道感染，包括引起喉部上呼吸道感染的所有疾病，即鼻咽炎、鼻窦炎、咽喉炎、扁桃体炎等
			狭义的上呼吸道感染仅指急性鼻咽炎（即普通感冒的一种）
结语	由此不难看出，上感是个大概念，而感冒、流感分别为其中一类。 我们平时用的抗生素是针对细菌的，对杀灭病毒无效，把感冒、流感、细菌性上呼吸道感染，甚至感冒或流感引起继发细菌感染都认为是"上感"，都用抗生素治疗是不恰当的，这样很容易导致细菌耐药菌株的产生，一旦遇到中重度细菌感染，抗生素治疗的效果就会大打折扣		

9. 感冒的发病情况如何

感冒分类与发病特点

普通感冒：无流行病史，症状轻，康复快

流行性感冒：传染性强，易暴发流行

典型案例		患者是一个 73 岁的老人，感染甲型 H1N1 病毒，本身也有基础病
发病特点	普通感冒	普通感冒是由鼻腔病毒和冠状病毒等病毒引起，无流行病史，同时，感冒症状轻，很快就可以康复，有的不治疗也可能自己痊愈
	流行性感冒（流感）	流感和普通感冒不同，主要是流感的传染性非常强，它是由流感病毒引起的急性呼吸道传染病。流感病毒有 A 型、B 型和 C 型 3 种，由于这种病毒变异非常迅速，而人们对流感病毒变异所产生的新种系又往往缺乏免疫力，所以流感不但容易引起暴发性流行，也可能会是灾难性的
结语		流行性感冒主要是经由空气、飞沫或直接接触病者喷嚏，再透过呼吸道传染，由于流行性感冒的症状与一般伤风感冒极为相似，容易让民众混淆不清而忽略它。不过与普通感冒不同的是，流行性感冒的症状来得非常突然而且遍布全身，虽然大部分人都能在两天至一星期内自行痊愈，但是对于年长者及患有慢性疾病，如心脏病、慢性呼吸道疾病患者，则易因细菌感染而导致支气管炎、肺炎及脑膜炎等并发症的发生，甚至因而死亡

10. 感冒时为什么会打喷嚏

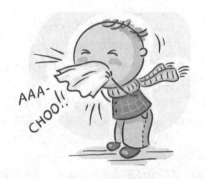

```
通常人们打喷嚏的4种原因
├── 感冒
├── 患有过敏性鼻炎或花粉症
├── 患有血管收缩性鼻炎
└── 患有非过敏性鼻炎
```

典型案例		患者，李某，38岁，家里装修后，出现鼻痒、鼻塞、流清水鼻涕，打喷嚏
发病特点	感冒	能帮助人们清洁鼻部
	过敏性鼻炎或花粉症	打喷嚏，可从鼻道排出过敏物
	血管收缩性鼻炎	以流黏液鼻涕为典型症状，也经常打喷嚏
	非过敏性鼻炎	为嗜曙红细胞增多性鼻炎，或叫 NARES
结语		打喷嚏是从鼻道排除刺激物或外来物的一种自我防护方式。打喷嚏是鼻黏膜充血引起的正常反应

11. 如何区别连连喷嚏是感冒还是过敏

典型案例		患者，男，25岁，患过敏性鼻炎4年余，反复鼻塞、流鼻涕。每天早晨必狂嚏阵作，后自行用药治疗无效果，反复发作2年后，仍是鼻涕如清水，严重鼻塞，伴有头痛，并开始有轻微的哮喘出现，常处于感冒状态
症状	普通感冒	感冒的初期症状和过敏时几乎相似，常让患者混淆不清。感冒是因外在的病毒，或细菌侵入人体所引起。会引起感冒的病毒及细菌多达百种以上，症状可轻可重
	过敏	体质的问题。身体本身对外来的东西产生反应。鼻子过敏是鼻子的组织，对空气中某种成分产生反应，引起鼻子发痒，进而出现打喷嚏、流鼻涕、鼻塞等现象
治疗方法	普通感冒	有时须使用抗生素以预防细菌感染，大约1周即可以痊愈
	过敏	可以镭射手术或减敏疗法控制过敏反应
结语		鼻子过敏时，鼻涕始终是清澈的。感冒一开始鼻涕也可能是清澈的，但1～2天后鼻涕会变浊白。未病先防是最重要的养生方法，若身体出现状况，及时就诊仍是上策。尤其过敏性鼻炎有可能转化为气喘，为了自己的健康与良好生活质量，尽早诊断及治疗仍是唯一的途径

12. 感冒时为什么会咳嗽

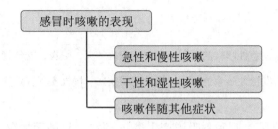

感冒时咳嗽的表现

- 急性和慢性咳嗽
- 干性和湿性咳嗽
- 咳嗽伴随其他症状

咳嗽是人体的一种保护性反射动作，是机体从气管、支气管排出刺激物或外来物的一种自我防护方式。

咳嗽的表现	急性和慢性咳嗽	突然起病的急性咳嗽，多为上呼吸道炎症、气管或支气管内异物吸入、刺激性气体吸入等引起。而慢性咳嗽病程较长，可长达数月至数年，多由呼吸道慢性疾病引起，如慢性支气管炎、支气管哮喘、肺结核等
	干性和湿性咳嗽	干性咳嗽或刺激性咳嗽见于急性咽喉炎、气管炎初期、气管或支气管受压迫或牵引；湿性咳嗽指带痰的咳嗽，多见于呼吸系统的炎症
	咳嗽伴随症状	咳嗽伴发热，见于呼吸道感染；咳嗽伴胸痛，见于胸膜炎、大叶性肺炎；咳嗽伴哮鸣音，见于支气管哮喘、哮喘性支气管炎、心源性哮喘；咳嗽伴气急，见于急性痉挛性支气管炎或细支气管炎
结语		了解咳嗽的表现对于疾病的诊断有很大的帮助

13. 咳嗽是什么原因引起的

引发咳嗽的原因

- 引发急性咳嗽的原因：咽炎、扁桃体炎、喉炎、支气管炎等
- 引发慢性咳嗽的原因：慢性咽喉疾病、慢性支气管疾病、慢性肺部疾病

各种物理化学因素刺激呼吸道产生炎症、淤血、过敏等情况，进而引发咳嗽。

分类	急性咳嗽	急性咳嗽常见于咽炎、扁桃体炎、喉炎、支气管炎、肺炎及吸入异物等
	慢性咳嗽	常见的有慢性咽喉疾病（如慢性咽炎、慢性喉炎、喉结核、喉癌），慢性支气管疾病（如哮喘、慢性支气管炎、慢性阻塞性肺疾病、支气管扩张、支气管内膜结核），慢性肺部疾病（肺癌、肺结核、肺脓肿、肺吸虫病、肺包虫病、矽肺、尘肺、肺泡蛋白沉着症、弥漫性肺间质纤维化）等
结语		咳嗽是一种保护性的生理反射动作，是一种重要的人体防御机制。咳嗽也是呼吸系统常见症状之一，是体内发生疾病的外在表现形式

14. 感冒咳嗽与过敏咳嗽有何区别

感冒咳嗽与过敏咳嗽区别

　　感冒咳嗽：抗生素可治愈

　　过敏咳嗽：咳三阵。服抗生素几乎无效

　　咳嗽是人体一种重要的防卫机制，气管中的分泌物及炎性物质等可随咳嗽排出体外，引起咳嗽的原因很多，感冒、过敏都是导致咳嗽的最常见因素。

典型案例		男，6 岁，近 1 个月来咳嗽不断，干咳，少痰，时有咽痒，咳嗽每日晨起较重，遇冷空气加重，自服感冒药后发热、鼻塞、流涕等消失 3～4 天，然咳嗽不见好转，去附近医院治疗，处以抗生素、止咳药，药后咳嗽持续 20 天未愈
区别	感冒引起的咳嗽	经过数天的抗生素治疗可很快治愈
	过敏咳嗽	咳三阵是它的最大特点，有的患者连续咳数月，服用感冒药、止咳药、抗生素治疗却常常没有效果或收效甚微，时间长了，可能发展成支气管哮喘
结语		及时明确诊断咳嗽原因，详细区分咳嗽是感冒还是过敏引起，进行规范性治疗很重要

15. 感冒时嗓音为什么会有变化

感冒时嗓音的变化	声带结构		声带位于气管开口部位，是两片膜状的结构，一般认为，薄膜震动音较尖锐，厚膜震动音较粗较低
		成年男性	成年男子声音粗犷低沉，音量广而厚，声带长度一般为 18～24mm，平均为 20mm 左右
		成年女性	成年女子发音尖声细语，声带较窄、薄，长度一般为 14～18mm，平均为 15mm 左右
		儿童	儿童期无论男女声带长度均为 6～8mm，所以发出的声音为童音，童音是分不清男女的
结语			喉（位于咽下面的部位，张口并不可见）因被细菌或病毒侵犯而产生红、肿、痛的现象；当声带附近稍有肿胀时，两片声带膜的震动发音就会较低沉而沙哑

16. 人体正常体温是多少

　　正常健康人的体温是相对恒定的，口表（口腔内）温度一般为 36.3～37.2℃，肛表（直肠内）温度一般比口腔温度高 0.3～0.5℃，腋表（腋窝）温度比口腔温度低 0.2～0.4℃。

体温特征	小孩	通常要比成年人稍高，因为小孩的机体代谢率较高
	老年人	较青壮年人稍低
	妇女月经期	妇女月经期体温可较平时低，排卵期与妊娠期稍高
	其他	饮食、剧烈运动，或突然进入高温环境及情绪激动等，可使体温稍高，这些都是正常的生理现象，不必过于担心
结语		正常的体温在白天和晚上也可以有轻微的波动变化，一般来说，早上稍低，下午稍高，但一天内波动不超过 1℃

17. 发热的主要临床特点有哪些

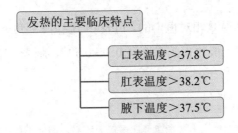

发热的主要临床特点
- 口表温度＞37.8℃
- 肛表温度＞38.2℃
- 腋下温度＞37.5℃

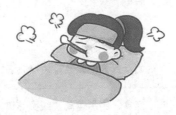

典型案例	患者主诉：咳嗽、咳痰、高热、乏力2日	
	查体：神清、气稍促，心率95次/分，律齐，体温39.1℃，血压110/70mmHg	
	心肺听诊：两肺呼吸音粗，未及明显啰音	
	发病以来胃纳差、精神欠佳、二便可、夜眠可	
临床特点	口表温度	（口腔内）高于37.8℃
	肛表温度	肛表温度（肠腔内）高于38.2℃
	腋下温度	腋下温度高于37.5℃
结语	发热本身不是疾病，而是一种症状	

18. 引起发热的原因有哪些

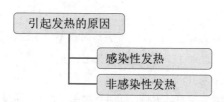

典型案例		患者，男性，57岁，因发热、咳嗽、右上腹疼痛5天入院，患者5天前受凉后出现鼻塞、流涕、发热。体温最高达39.8℃，有畏寒、寒战、咳少量白色痰，偶有灰黑色痰及气短，伴右上腹持续性闷痛，食欲减退、恶心、呕吐胃内容物。无夜间阵发性呼吸困难
疾病特征	感染性发热	是由细菌、病毒、寄生虫等病原体感染而引起，是引起发热的最常见原因，通常我们所见到的感冒、支气管炎、肺炎、疟疾等发热就都属于这类发热
	非感染性发热	（1）肿瘤性发热 如淋巴瘤、白血病、肺癌、肝癌等恶性肿瘤可引起发热
		（2）免疫源性发热 罹患风湿热、系统性红斑狼疮、皮肌炎等免疫系统疾病
		（3）神经源性发热 如脑出血、脑干损伤、自主神经功能紊乱等，可影响体温神经调节中枢引起发热
		（4）理化损伤 如热射病（中暑）、大的手术、创伤、烧伤后可引起发热
		（5）还有甲亢、血管栓塞、痛风等也可有发热
结语		发热原因既简单也复杂，对其病因的诊断和治疗，涉及各个人体系统和医疗工作的很多方面，虽然大多数情况下的发热都是由于病原体感染机体所致，但并不是说发热就等同于"感染"。所以，当你出现发热时，建议应该及时就诊，医院会根据发热所伴随症状而告诉你该去什么科，医生会帮助你明确发热的病因，并为你治疗，千万不要自己盲目妄下诊断并口服抗生素，有时往往会延误病情

19. 小儿发热的主要临床特点有哪些

典型案例	患儿，男，12岁。发热1个月，神志不清3天。 病史：入院前1个月无明显诱因出现发热（未测体温），多在下午及夜间，不伴咳嗽。患儿阵阵烦躁，易哭，并出现呕吐4～5次/天，多在餐后发生，为胃内容物，呈非喷射性，同时有腹泻，为黄色稀便，3～4次/天，有黏液，无脓血，不伴腹痛。在当地医院就诊，诊断不详，给予中药治疗，效果不佳，并逐渐加重，出现精神萎靡，嗜睡。入院前3天，患儿不进食，呼之不应，大小便失禁，不伴抽搐，转入我院。患病以来，精神、食欲差，小便正常。患儿未作过任何预防接种，既往很少生病	
疾病特征	小儿的基础体温	为36.9～37.5℃
	小儿低热	指体温波动于38℃左右
	小儿高热	高热时体温在39℃以上
	长期发热	连续发热2周以上
结语	平时注意小儿体温，小儿发热应尽快采取措施	

20. 感冒为什么会发热

典型案例		女性，32 岁，因"发热、咳嗽 7 天"入院，入院前体温在 38℃左右，发热时伴有寒战、全身肌肉酸痛、腹胀，退热后可缓解，咳嗽较轻，无痰。没有其他阳性症状。在外院予青霉素、阿奇霉素、头孢唑啉、炎琥宁等治疗后 1 小时左右体温降至 37℃
感冒体温变化	体温升高	由于病原体侵入人体内，致中性粒细胞或单核巨噬细胞释放内源性致热原，使下丘脑的体温调节中枢发生失衡，产热过程加强而散热过程减弱，于是体温会升高，维持在较高水平
	体温下降	若病原体被杀灭，致热原刺激消除，体温调节中枢功能恢复，减少产热，增加散热，使体温降至正常水平
结语		感冒时人体发热是机体对入侵病原体的一种反应，清除病原体是恢复正常体温的根本方法

21. 什么是物理降温

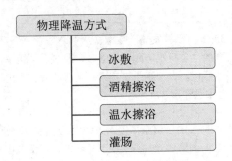

物理降温是通过物理吸热或散热，使物体的温度降低的方法。

典型案例		患者，男，12岁，出现无明显诱因的发热，体温39℃左右
物理降温的方式	冰敷	将冰块放进热水袋中，或用毛巾包好，放在前额、枕部，应经常检查局部皮肤，更换部位，防止冻伤
	酒精擦浴	用25%～50%乙醇擦浴的物理降温方法
	温水擦浴	蒸发散热
	灌肠	冷盐水灌肠的降温效果显著，但不适合在家中操作
结语		快速使人体降温，保护大脑和组织器官不受损害

22. 物理降温的方法和注意事项有哪些

物理降温的方法和注意事项	1. 对冷敏感的病人不宜使用冰块、凉水、酒精等方法降温，因各种冷刺激都会使病人出现寒战，横纹肌产热增加而影响降温效果。可选用温水擦浴等降温措施
	2. 不论采用何种降温方法，都应同时在足心置热水袋，可减轻脑组织充血，促进散热，增加舒适度，尤其是冰敷头部更应重视，降低头部温度可增加脑组织对缺氧的耐受性，减少耗氧量，降低机体代谢率
	3. 对有出血倾向，如皮疹、皮下出血点及伴有皮肤性损害的病人禁用酒精擦浴，特别是白血病患者，酒精擦浴往往会导致出血症状加重。酒精擦浴时禁止擦后背、胸前区、腹部和足底等处，以免引起不良反应
	4. 采用物理降温措施 30 分钟后测量体温，同时密切观察患者的血压、脉搏、呼吸及神志的变化
	5. 使用冰块降温要经常更换部位，防止冻伤。腋下冰袋降温后，腋温的测量不宜在 50 分钟内进行。应用医用冰毯降温的病人，探头应放在腋中线与腋后线中间为宜
结语	物理降温是高热病人首选的降温方法，但应了解上述注意事项

23. 感冒常见的并发症有哪些

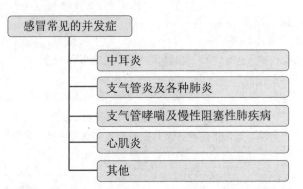

感冒常见的并发症		
	中耳炎	
	支气管炎及各种肺炎	
	支气管哮喘及慢性阻塞性肺疾病	
	心肌炎	
	其他	

典型案例		张女士是名导购。两周前得了重感冒，一周前，突然觉得耳朵像塞着一团棉花，有闷胀感，工作时因听不明白顾客要求，多次被投诉态度不好
感冒常见的并发症	中耳炎	感冒可并发急性中耳炎，特别是儿童易发中耳炎。多表现为高热不退，早期鼓膜充血膨隆，此后可能因鼓膜穿孔，而流出浆液性分泌物或脓液。如果不及时治疗将会影响听力
	支气管炎及各种肺炎	感冒不及时控制，病毒可长驱直入侵犯下呼吸道，如流感病毒和副流感病毒感染，可引起婴幼儿肺炎，导致死亡；呼吸道合胞病毒感染，可引起婴幼儿严重的毛细支气管炎和肺炎；肠道病毒（如埃可病毒和柯萨奇病毒等）的感染，可并发小儿呼吸道感染；巨细胞病毒和单纯疱疹病毒感染，可并发新生儿和小婴儿病毒性肺炎。另外感冒病毒感染基础上，还可以继发合并细菌感染，在成人中同样可引起支气管炎和肺炎
	支气管哮喘及慢性阻塞性肺疾病	感冒后严重的咳嗽可诱发气道反应性增高，引起支气管哮喘，还可能引起慢性阻塞性肺疾病，即慢性支气管炎、肺气肿
	心肌炎	流感病毒、柯萨奇病毒和埃可病毒的感染，可以损伤心肌，引起心肌局限性或弥散性炎症，一般表现为：在感冒1~4周出现心悸、心前区疼痛及心律失常、气急等，在活动时加剧
	其他	感冒还可以引起鼻窦炎、眼结膜炎、颈淋巴结炎、咽后壁脓肿及玫瑰糠疹等并发症
结语		感冒本身不可怕，单纯的感冒有的时候即使不吃药也能自愈。但有的感冒常常带来一些并发症，若不及时治疗后果就比较严重

24. 感冒应与哪些疾病的早期症状相鉴别

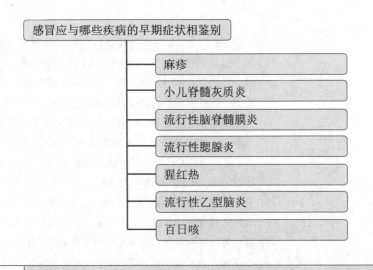

感冒应与哪些疾病的早期症状相鉴别	1. 麻疹。 2. 小儿脊髓灰质炎。 3. 流行性脑脊髓膜炎。 4. 流行性腮腺炎。 5. 猩红热。 6. 流行性乙型脑炎。 7. 百日咳等
结语	典型的感冒症状轻，病程短，有自愈倾向，一般7～10天即可恢复正常，但其临床表现常缺乏特征性。某些疾病，尤其是传染病的早期症状，也常常仅有发热、头痛、乏力及轻度呼吸道症状，类似感冒，易于误诊，以致延误病情，须提高警惕

25. 如何理解"发热对人体有好处"的说法

发热	感冒时发热	感冒时发热,对人体确实有有益的一面。由于发热是人体抵抗疾病的一种生理性防御反应,它可调动机体的免疫系统,抵抗病原体的入侵,使外周血中白细胞增加,抗体生成活跃,肝脏解毒能力加强,新陈代谢加快,从而有利于病原体的灭活和局限,缩短疾病时间、增强抗生素的效果;同时,高热还可在一定程度上直接杀灭感冒病毒,使其不具传染性。但发热的过程让人不舒服,一般体温(以口腔温度为准)超过 39℃以上为高热,高热对人体的危害同样是很大的。它明显增加身体的消耗,损害心、脑、肝、肾等重要脏器,出现心跳和呼吸加快、食欲不振、恶心呕吐,甚至意识不清、惊厥等一系列症状,对于抵抗力本来就弱的患者,无异于雪上加霜,会加重病情,需要及时治疗和加强护理
	感冒数天后仍发热	人体抵抗力下降,细菌常常会乘虚而入。所以,当感冒数天后,发烧仍不退,出现持续高热,且有脓痰咳出,就应注意感冒病毒感染后,继发细菌的混合感染,要及时到医院诊治,以防转变为支气管炎或肺炎。而不能一味地相信发热对人体有好处的说法
结语		发热是人体抵抗疾病的一种生理性防御反应,它可调动机体的免疫系统,抵抗病原体的入侵,使外周血中白细胞增加,抗体生成活跃,肝脏解毒能力加强,新陈代谢加快,从而有利于病原体的灭活和局限,缩短疾病时间、增强抗生素的效果

26. "伤风"与流感有何区别

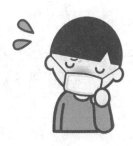

区别	伤风	伤风：多数是由鼻病毒引起的，起病比较急，潜伏期 1～3 天不等。其临床症状表现为鼻部的症状，如喷嚏、鼻塞、流鼻涕，也可表现为咳嗽、咽干、咽痒，甚至是鼻后滴漏感，一般无发热及全身症状，或者是仅有低热、轻度的畏寒、头痛等症状
	流感	流感：为流感病毒所导致的急性呼吸道传染性疾病，传染性强，常有较大范围的流行。临床特点主要表现为起病较急，全身症状重，患者通常会出现畏寒、高热、全身酸痛、眼结膜炎症明显，部分患者还会出现消化道症状，如恶心、呕吐、腹泻。鼻咽部症状比较轻，该病病程长且病情严重，若不及时治疗，很容易并发心肌炎、肺炎等严重疾病，甚至威胁生命安全
结语		"伤风"与流感相似，该词来自于日常用语，它不是科学和医学领域里的精确定义

27. 通常哪个季节最易患感冒

哪个季节最容易患感冒

普通感冒：一年四季均可

流行性感冒：冬春季和夏末秋初

典型案例		李某，男，35 岁，2 天前出现鼻塞、流涕、喷嚏。体温 38℃
最易患感冒的季节	普通感冒	普通感冒没有明显的季节性，一年四季均可发生，据统计，一个成年人平均每年可患 2～4 次感冒，儿童平均每年可患 6～8 次感冒
	流行性感冒	通常冬、春季和夏末秋初时最好发感冒，主要是由于此时季节交替，气温昼夜变化较大，一般伴有阴雨天气，潮湿的环境容易滋生病菌，而受凉淋雨后人体抵抗力下降，病毒、细菌往往乘虚而入
结语		冬、春季和夏末秋初时最好发感冒

28. 普通感冒是否也有传染性

典型案例		患者，男，36 岁；发病时间不清楚；感冒 2 天，有点低热 37.3℃，输液两天后 37.05℃，扁桃体有点发炎
普通感冒的传染	传播媒介	1. 主要通过空气中的飞沫传播
		2. 手与手的直接接触传播
	传播方式	以散发为主，传染率只有 10%
结语		普通感冒也会传染，但传染性不强，不属于国家规定的传染病。普通感冒的病原体主要通过空气中的飞沫、手与手的直接接触传播。以散发为主，传染率只有 10%，不会引起大的流行，多人患病时可能有小范围的流行

29. 人体在什么情况下易患感冒

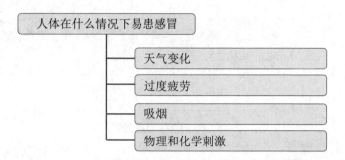

典型案例		黄某，女，26岁，2天前受凉后出现鼻塞、流涕、咳嗽、咳白痰、夜间加剧。口服感冒片和止咳露，2天后患者复诊，诉鼻塞、流涕，咳嗽有所好转，但出现口干、痰黏稠且不易咳出，同时嗜睡严重，影响工作
在以下情况下人体容易患感冒	天气变化	寒冷季节及气候由暖转凉时，常因没有及时保暖而受凉感冒，因此通常在冬季、夏末、秋初时节，最容易感冒。另外，淋雨后身上的水蒸发，容易带走身体的热量，所以要及时更换湿衣服，擦干身体，注意保暖
	过度疲劳	劳累可以导致抵抗力下降而发生感冒，所以在平时生活中，一定要注意劳逸结合
	烟尘的吸入	烟尘的吸入，可以使呼吸道黏膜受损，局部抵抗力降低，容易受病原体入侵而感染
	某些物理和化学因素的刺激	如放疗、化疗期间，人的白细胞减少，免疫功能下降，容易发生感冒
结语		感冒通常为身体抵抗力下降，感冒病原体乘虚而入，人们便出现了打喷嚏、鼻塞、流鼻涕、咽痛咳嗽等症状，即患上了感冒

30. 睡眠不好的人为什么易患感冒

典型案例		张女士，护士，33 岁，大夜班下班后感头晕不适。症状：头疼发热，体温：39.5℃
睡眠不好的人易患感冒原因	免疫力下降	1. 有失眠症的患者或者晚上经常熬夜，由于睡眠时间不充足，不能很好地恢复体力、精力，加之失眠者的焦虑影响心理健康，就使人的体质下降、精力不充沛，这样极易削弱人体的免疫力
		2. 长期睡眠不好时，人体的免疫力下降，不仅易患普通感冒，流行性感冒到来之时也常常难以幸免。不仅如此，由于机体的免疫力差，抵御各种疾病的能力都下降
结语		免疫力是机体对入侵的病原体的防御和抵抗的能力，且免疫力是保护人体健康的基础屏障

31. 感冒会引起哮喘发作吗

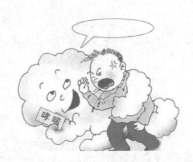

典型案例	宋某，女，19岁，有哮喘病史10年，对海鲜过敏，对青霉素类药物过敏。2天前受凉后出现乏力、头痛、发热，体温39℃。自行在药店买了复方阿司匹林口服，结果却导致哮喘急性发作
感冒与哮喘发作的关系	感冒时，呼吸道黏膜的抵抗力降低，其防御功能被破坏，如果此时病菌入侵，或原来潜伏在呼吸道中的细菌增长，就会引起旧病复发，尤其易引发哮喘急性发作，如不及时治疗则可致哮喘猝死
结语	哮喘患者更应该预防和减少感冒，一旦感冒，需及时就诊，合理应用治疗感冒药物，并控制哮喘发作

32. 感冒需到医院哪个科室就诊

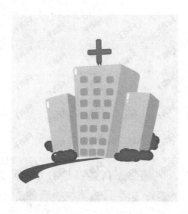

　　笼统地讲，感冒是一种呼吸道感染性疾病，所以罹患感冒去医院就诊，建议先去"呼吸科"就诊，如果有些医院未设专门的呼吸科门诊，可以去内科。由于感冒的表现及其引起的并发症千变万化，如果有发热症状，应去发热门诊就诊，如无发热症状，可以在接受呼吸科医生的诊疗后，根据医生建议，决定是否到相关科室进一步就诊检查。

33. 感冒后可有多长时间的免疫力

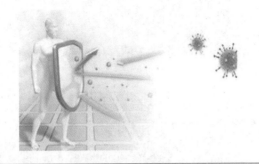

感冒与免疫力	感冒是一种自限性疾病	感冒是病毒引起的上呼吸道感染，是一种自限性疾病，如果只是单纯的感冒，仅出现流鼻涕打喷嚏发热，是可以自愈的，也就是说一般 10 天左右会自发缓解。但是这一点基于患者的免疫系统的功能一定要健全且正常，依靠自身免疫细胞吞噬病毒。感冒初期会流清液状鼻涕，是因为鼻黏膜血管扩张、通透性加大、组织液渗出形成的。如果出现黄色的脓液样鼻涕，提示有继发化脓性球菌感染，常为金黄色葡萄球菌，这个时候就需要用药了，以免感染累及下呼吸道引发肺炎
		通常人体的感冒由感冒病毒引起，病毒进入人体后，人体的免疫系统会做出相应的抵抗反应，这种抵抗反应就是免疫力
结语		感冒后的免疫力，一般可维持 1 个月左右的时间，流行性感冒可维持 8～12 个月。虽然感冒后机体会产生免疫力，但因可引起感冒的病毒种型很多，故往往在一种病毒感染治愈后不久，又发生另一种病毒的感染，因此，一个人在短时间内也有可能出现反复患感冒的现象

34. 生姜可以治疗感冒吗

典型案例		患者感冒两周，尚发热，鼻塞流涕，咳嗽，咽痒且痛，大便干燥，小便正常。脉浮微数，舌淡苔白黄腻。属感冒夹湿，治宜疏解
生姜如何治疗感冒	生姜性质	生姜是一种日常调料，也可以入药。生姜药性辛温，能发汗解表，祛风散寒，作用缓和，适用于风寒感冒轻症
	生姜治疗感冒	中医认为辛温之物有发散的特性，当外来的邪气还在肌表，辛散发汗，则表邪容易随汗而出，病也就会随之而解。作为性温之物的生姜，一方面有祛寒抗邪的功效，一方面还可以用来温煦机体，患风寒感冒初期，喝热姜水确有好处
结语		如果在冬天感受了风寒，喝一碗热姜汤，或配红糖熬成姜糖水，令患者微微出汗，确有祛寒邪之疗效

35. 是不是所有感冒都可以喝姜汤

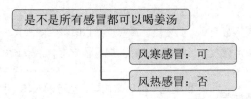

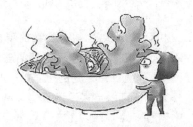

	人们常说，感冒了，趁热喝碗姜汤，加衣盖被出一身汗，转天病就好了。然而，殊不知，感冒有风寒、风热之分，并不是所有的感冒都适宜用喝姜汤捂汗来医治。感冒患者应该对照各自的症状，仔细区分不同的感冒类型，如果自己一时无法确定，应该寻求专业医生的帮助
	按照中医理论，感冒是由人体感受自然界中的邪引起的，机体内的正气为御邪而奋起抗争，正邪交争从而出现发热、恶寒、头痛等症状，又称表证。根据患者感受的病邪性质不同，可将感冒分为风寒感冒和风热感冒
不是所有感冒都可以喝姜汤	风寒感冒是风寒之邪外袭、肺气失宣所致。症状表现为：恶寒重、发热轻、无汗、头痛身痛、鼻塞流清涕、咳嗽吐稀白痰、口不渴或口渴喜热饮、苔薄白。中医对风寒感冒主要采用辛温解表的方法来治疗，服药的同时喝些热姜汤、辛辣汤或热粥，使身体出汗，有助于驱散风寒，扶正祛邪
	风热感冒则是风热之邪犯表、肺气失和所致。症状表现为：发热重、头胀痛、有汗、咽喉红肿疼痛、咳嗽、痰黏或黄、鼻塞流黄涕、口渴喜饮、舌尖边红、苔薄白或微黄。中医对风热感冒主要采用辛凉解表的方法来治疗，有时也用薄荷茶之类的辛凉饮料进行辅助治疗。而对于风热感冒，人体本来已经感受了热邪，如果这个时候再服用生姜类的温药，那就如同火上浇油，适得其反
结语	所以治疗感冒，必须要辨证论治，切不可一概采取"姜汤捂汗"的办法

36. 民间治疗感冒都有哪些茶疗方

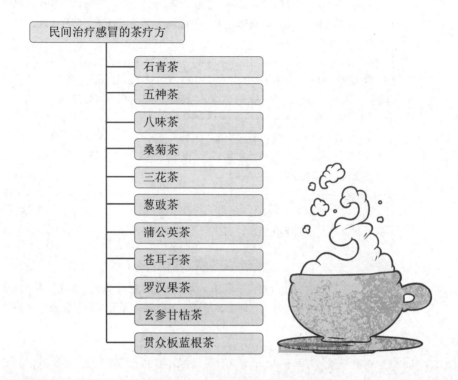

民间治疗感冒的茶疗方

- 石青茶
- 五神茶
- 八味茶
- 桑菊茶
- 三花茶
- 葱豉茶
- 蒲公英茶
- 苍耳子茶
- 罗汉果茶
- 玄参甘桔茶
- 贯众板蓝根茶

在我国，药茶疗疾源远流长，早在唐代就有"药疗百疾，茶治百病"之说。现介绍几个治疗感冒的茶疗方。

典型案例	患者，男，17岁，学生，汉族，本地人。 主诉：发热、头痛、乏力5天，恶心1天，持续性头部钝痛4小时，于8月11日晚上8:30来诊，主诉5天前在学校教室上课时因电风扇坏掉了，感觉很闷热，之后开始出现发热、头痛、乏力
感冒的茶疗方	石青茶：生石青60g，紫笋茶末3g。将石青捣为细末，加水煎汁，以药汁泡紫笋末、茶末服用。治流感，有清热泻火之效
	五神茶：茶叶6g，荆芥、苏叶、生姜各10g，加水文火煎15分钟，然后加入红糖饮服，每日2次，可随量服用。可发散风寒，祛风止痛。适用于风寒感冒，畏寒、身痛、无汗等症

感冒的茶疗方	八味茶：川芎、荆芥各 120g，白芷、羌活、甘草各 60g，细辛、防风各 30g，薄荷 240g。将上药共碾成末，每服 6g，用清茶送下，每日 3 次，治外感风邪头痛
	桑菊茶：桑叶、菊花各 10g，甘草 2g，龙井茶 6g，每日泡茶饮用。可祛风清热、疏表利咽。适用于风热感冒，咽痛、头痛、目赤肿痛等症
	三花茶：金银花 15g，菊花 10g，茉莉花 3g。以上三花放入茶杯中，用沸水冲泡，代茶饮用，可清热解毒。适用于风热感冒，发热微恶风寒、汗出、鼻塞无涕、咽喉肿痛等症
	葱豉茶：葱白 3 根，淡豆豉 15g，石膏 30g，栀子 5 枚，薄荷 3g，荆芥 5g，茶叶末 10g。水煎代茶频饮，宜温服。此方辛温解表。适用于外感风寒、发热头痛等
	蒲公英茶：蒲公英 20g，甘草 3g，蜂蜜 20g，绿茶 20g。将蒲公英、甘草水煎 15 分钟，取汁，加入蜂蜜、绿茶，分 3 次服下，可清热解毒。主治风热感冒
	苍耳子茶：苍耳子 12g，辛夷 15g，香白芷 30g，薄荷 2g，茶叶 2g。共研为细末，每日分 2～3 次泡茶饮用。此方辛温通窍、散风祛湿。适用于风寒感冒，鼻塞、头痛、流涕不止等症
	罗汉果茶：罗汉果 20g，绿茶 2g。罗汉果加水 300ml，煮沸 5 分钟后加入绿茶即可，分 3～5 次饮服，每日 1 剂。此方止咳化痰，适用于百日咳、风热咳嗽不止
	玄参甘桔茶：玄参、麦冬、桔梗各 9g，甘草 3g。上药加水适量煎 10 分钟后加红糖适量，代茶饮用。可清热润肺、止咳。适用于阴虚感冒，干咳、痰少、气短、口干咽燥、舌红少苔等症
	贯众板蓝根茶：贯众、板蓝根各 30g，绿茶 5g。将药茶用沸水冲泡，焖 10 分钟后即可饮用。功用清热解毒，适用于预防流行性感冒
结语	找准病因使用药方才可药到病除

37. 如何正确选择治疗感冒的药物

```
如何正确选择治疗感冒的药物
            ├─ 缓解症状的药物
            ├─ 对症选药
            └─ 抗生素
```

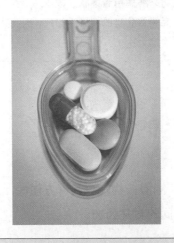

正确治疗感冒的药物	缓解症状	主要为了缓解感冒造成的不适感，并需要保证摄入足够的水分和充分休息。如发热、头痛者应选择含有解热镇痛剂的感冒药。鼻塞、流涕的患者应选择含有抗过敏和缩血管的感冒药。刺激性干咳者应选择含镇咳药的感冒药。但是有浓痰难以咳出的患者则不应使用镇咳药，因为使用镇咳药可能使浓痰更加难以排出，加重病情，此时则应适当选择可以稀释黏痰的化痰药
	对症选药	如果不了解感冒药组方，不根据症状选药，就难以达到疗效。如头痛、发烧、四肢关节酸痛的患者，若使用新康泰克则无效，因为新康泰克不含解热镇痛的成分，但含有抗组胺及缩血管药，可用于鼻塞、流涕、打喷嚏为主要症状的患者。同样以干咳为主要表现的感冒患者使用感康片、感冒通、速效伤风胶囊、康泰克胶囊等疗效差，因为上述制剂均无镇咳的成分

续表

正确治疗 感冒的 药物	抗生素	对于明显的上呼吸道的细菌感染（也可能是病毒感染后继发的细菌感染），根据病情严重情况，医师也会考虑开具一些抗生素或者抗菌药物以控制感染；但是对于单纯由病毒感染引发的普通感冒，抗菌药物根本无效（抗菌药物不能杀死病毒），所以对于具有自限性的普通感冒，不推荐使用抗菌药物，以免造成抗菌药物的滥用
结语		感冒药主要用来缓解患者症状、改善患者生活质量、防止并发症的发生。目前尚缺乏针对感冒病毒的特异性治疗，因此感冒药物的选择主要根据临床症状，以对症治疗为主

38. 选用感冒药的标准是什么

感冒的治疗方法很多。因服药物治疗具有方便性、经济性而被广大患者采纳。针对不同的感冒，要有不同的对症药物。

选用感冒 药的标准	普通感冒	可以用白加黑、尼美舒利胶囊来解热镇痛；用信力糖浆、川贝枇杷糖浆镇咳
	流行性感冒	除选用一些综合抗感冒药物对症治疗外，同时可选择利巴韦林含片、抗病毒口服液、板蓝根颗粒等进行抗病毒治疗
结语		普通感冒容易并发呼吸道细菌性感染，疗法主要是对症治疗和继发感染治疗。对乙酰氨基酚等解热镇痛类成分对抗头痛和发热；抗组胺药可缓解鼻塞、流涕、减轻黏膜充血等症状；还有镇咳剂可治疗咳嗽不止等等

39. 服用感冒药的注意事项有哪些

服用感冒药的注意事项

- 根据每个人对药物的敏感程度不同而选择用药
- 有冠心病、高血压、糖尿病、前列腺肥大、甲状腺功能亢进的病人用药注意事项
- 老年人及婴幼儿用药注意事项

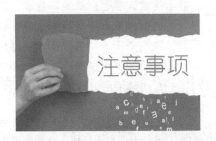

服用感冒药的注意事项	根据每个人对药物的敏感程度不同而选择用药	大多数抗感冒药物都含抗组胺药,对驾车和从事危险工作者白天应尽可能少用或不用含扑尔敏、苯海拉明的抗感冒药,因其有引起困倦、嗜睡的副作用。可选用无抗组胺药,选择感冒药,最好要针对感冒导致的具体症状对症用药,这样才能尽快痊愈
	有冠心病、高血压、糖尿病、前列腺肥大、甲状腺功能亢进的病人	应慎用或不用含苯丙醇胺的抗感冒药。大剂量的扑热息痛还会造成肝、肾损害,所以,有肝病或肾功能不全者要慎用
	老年人及婴幼儿	老年人由于肝、肾功能减退,药物容易蓄积,如果使用了含伪麻黄碱的感冒药物后,易使血压升高,甚至诱发心绞痛及心功能不全,所以患有高血压、心血管系统疾患的老年患者应该慎用甚至禁用此类药物。婴幼儿由于神经抑制机制尚未健全,也不要使用含咖啡因及伪麻黄碱的药物
结语		服用抗感冒药,除了根据不同症状选用不同成分的药物以外,还应根据每个人对药物的敏感程度不同而选择用药

40. 联合应用感冒药应注意什么

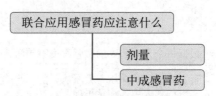

注意事项	剂量	服用抗感冒药的目的主要在于控制发热、头痛、咳嗽、喷嚏、流涕等症状，患了感冒最好能在医生的指导下选用适当的抗感冒药。此外，不少患者为快速"压下"感冒症状以对付工作和学习，往往可能同时服用多种感冒药，专家提醒，同类感冒药不宜同时使用，否则引起总剂量超标
	抗感冒中成药	中西药混用时，中药中很可能已添加西药成分导致药量过大，专家提醒：这些都是危害肝功能的重要潜在因素，应避免联用含有同类成分的中西药
结语		因此，在联合用药时，需要考虑药物的相互作用，避免肝损坏的叠加或加强作用。一旦发现服用感冒药后身体有不良反应，须及时停药并就医

41. 治疗感冒的药物有哪几大类

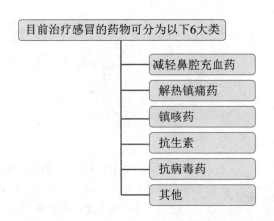

目前治疗感冒的药物可分为以下6大类

- 减轻鼻腔充血药
- 解热镇痛药
- 镇咳药
- 抗生素
- 抗病毒药
- 其他

治疗感冒的药物分类	减轻鼻腔充血药	如盐酸伪麻黄碱、盐酸麻黄碱；抗过敏药扑尔敏、苯海拉明等，主要用来减轻鼻塞、流涕、打喷嚏等症状
	解热镇痛药	如阿司匹林、扑热息痛等，主要有解热、缓解全身酸痛的作用
	抗病毒药	如利巴韦林、金刚烷胺、吗啉胍（病毒灵）
	镇咳药	如氢溴酸右美沙芬、盐酸二氧异丙嗪等；咳嗽频繁者使用复方甘草合剂、咳必清
	抗生素	感冒继发细菌感染时可根据病原菌选用敏感的抗菌药物，如青霉素类、头孢菌素类、大环内酯类和喹诺酮类等
	其他	主要是中药和中成药制剂。如抗病毒冲剂、苦甘冲剂、大青叶合剂、感冒清热冲剂、双黄连、清开灵等
结语	感冒药种类繁多，应在驻店药师或医师的指导下进行服用，切不可盲目服药	

42. 感冒患者有哪三大禁忌

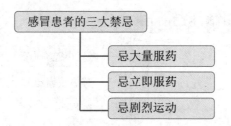

感冒患者的三大禁忌	忌大量服药	有些重症感冒患者为了尽快康复，会大剂量服用一种或多种感冒药。其实，很多感冒药中都含有一部分相同成分，大剂量服用可造成某种药物成分在体内的浓度过高，从而导致药物中毒
	忌立即服药	有人在发现有了感冒症状以后就立即服用感冒药，其实感冒不一定都要立即吃药。有些感冒症状可以依靠自身的抵抗力和免疫系统来消除，一发现感冒就吃药，不仅没必要，还很容易引起抗药性
	忌剧烈运动	医生在叮嘱感冒患者时都会说："多休息，多喝水。"但多数患者记得要多喝水，却忽略休息，错误地认为运动在任何时候都能增强抵抗力。其实人在感冒发烧时新陈代谢比平时加强，能量消耗大，抵抗力更弱，这时加强运动效果适得其反
结语		适当休息，合理饮食，对症下药才是正确的方法

43. 有些人患感冒后为什么难愈

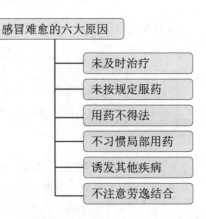

感冒难愈的原因	未及时治疗	不少人认为感冒是小毛病，"抗抗"就过去了，结果拖 2～3 天，病情却越来越重，这样就不易早愈。实践证明，治疗感冒，用药治疗越早则效果越好，治愈感冒就越快
	未按规定服药	有的人患感冒后也及时服药，但症状刚减轻了一点就停药，实际上感冒还未痊愈，则感冒反复不愈，拖长病期。治疗感冒要连续用药，一鼓作气，斩草除根
	用药不得法	感冒是病毒感染，早期使用抗菌药一般不起作用，如刚患上感冒，可用抗病毒的中西药物。另外，可根据患者症状，再给予对症药物治疗。如感冒 4 天仍未好，说明有继发细菌感染，这时应以抗菌治疗为主
	不习惯局部用药	感冒拖延不愈，最多见的继发感染是化脓性鼻炎。这时感冒患者鼻涕变稠或流黄脓鼻涕，最好的办法是局部使用抗菌药物滴鼻。如仍服药，而不加以局部治疗，效果就差
	诱发其他疾病	有些患者原来就患有慢性气管炎、支气管扩张、肺气肿、咽喉炎、副鼻窦炎等，感冒后往往会诱发原来的疾病，这样就要同时治疗基础的疾病，才能缩短感冒病程，以早日痊愈
	不注意劳逸结合	有的人不注意休息，削弱了身体的抵抗力，这也可导致感冒久治不愈
结语		感冒虽说是一种自愈性疾病，但是有些人患感冒后，常常病情反复，迁延不愈，应及时治疗

44. 中医如何解释"上火"

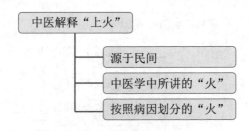

上火	源于民间	当人们出现眼睛红肿、涩痛或咽喉、牙龈肿痛，或口腔溃烂疼痛，以及舌尖糜烂疼痛等症状时，常自认为"上火"了。"上火"这个名词来源于民间，祖国医学称之为"火性炎上"，而且根据不同的临床表现，分别冠以不同的名称。如目赤肿痛谓之"肝火"，咽喉肿痛谓之"肺火"，口舌生疮谓之"心火"，牙龈肿痛谓之"胃火"等
	中医学中的"火"	中医学中所讲的"火"，是指病理过程中机能亢进的表现。凡感受各种病邪，或七情内伤、"五志过极"，在一定条件下都能化火。生理上的火过亢，也可转化为病理上的火
	按照病因划分的"火"	按照病因划分为内火和外火两类，内火由内伤所致，常由脏腑阴阳气血失调引起；外火由外感引起，多是直接感受温热邪气所致。"上火"一般为内火。人们常说的"寒包火"，亦称"寒包热"，也是中医病理学名称，意思是指身体里面有火、外部有寒
结语		因此所谓的"火"是形容身体内某些热性的症状，而上火也就是人体阴阳失衡后出现的内热证候，具体症状如眼睛红肿、口角糜烂、尿黄、牙痛、咽喉痛等

45. 感冒与"上火"有何关系

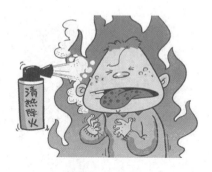

感冒与"上火"	感冒与"上火"混淆的原因	一方面是因为上火之人容易感冒，出现所谓"寒包火"之征，另一方面是因为感冒以后常有类似上火的表现，比如风热感冒就常见咽痛等"肺火"的症状；风寒之邪入里化热，常见牙龈肿痛等"胃火"的症状。虽然两者表现可以相似，但是"火"的来源却是不同的。感冒之火是外感而来的，"上火"之"火"则由内伤所致。在治疗两者时均用清热之法，其不同点在于感冒之火必须清中有散，使邪气从表而解，药用桑叶、薄荷、银花、连翘等；上火之"火"则可直接清热或者泻火，药用黄连、黄芩、栀子、大黄之类
	临床鉴别	临床必须鉴别单纯感冒、单纯上火、感冒与上火同时出现的"寒包火"，以区别对待。所谓的"火"指体内伏有热邪，即内火；所谓"寒"是外感风寒。这是感冒的一种常见类型，表现畏寒发热，或发热不寒、头身痛、咳嗽，或不咳、口渴、咽痛、尿赤、舌质红、苔薄黄、脉浮数。因而，上火是感冒的病理基础之一，上火之人容易感冒，出现所谓"寒包火"之证，本证常归为"风热感冒"，宜辛凉解表，方用桑菊饮、银翘散。该病多见于冬春季节，一般应用发汗剂无效，必须清中有散、辛凉解表，方立见效果
结语		总之，感冒与"上火"既有区别又有联系，区分的关键是要弄清楚，感冒是一种疾病名称，而"上火"是一病理学的概念。这样就不难理解为什么感冒可有类似"上火"的表现，也容易明白为什么上火时容易患感冒了

46. 糖尿病病人感冒需特别注意什么

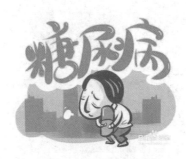

糖尿病病人感冒	出现症状时	糖尿病患者一旦出现急性高热、寒战和头痛乏力等感冒症状时，患者不要自行口服感冒药，应该找专科医生进行诊治。感冒期间尤其要进行血糖检测以控制血糖，必要时可以调整降糖药剂量
	注意事项	糖尿病患者预防感冒最根本的途径还是控制血糖，特别是应持久降糖，将血糖长期控制在正常范围内。否则，糖尿病患者不但容易感冒，而且感冒还会持续很长时间，会加重糖尿病病情，对糖尿病患者来说无异于"雪上加霜"
结语		糖尿病患者一旦患上感冒，应该及时采取积极的治疗措施。因为感染本身可使血糖出现波动，甚至引起严重的急性并发症，而血糖控制不良又不利于感染的控制，这样会形成"恶性循环"

47. 高血压病人感冒需特别注意什么

```
┌─────────────────────────────┐
│  高血压病人感冒需特别注意什么  │
└─────────────────────────────┘
         ├──┤ 不可随便停药 │
         └──┤ 不可乱用感冒药 │
```

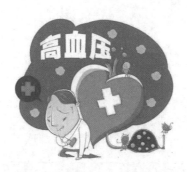

注意事项	不可随便停药	有些高血压患者在患感冒后发现自己的血压有高低波动的现象，因此就对患病期间是否继续服用降压药产生了疑问，其实感冒期间是比较危险的阶段，如果血压控制不好，更容易诱发脑梗死和脑出血等意外，故千万不能随便停服降压药
	不可乱用感冒药	在感冒药的选择上应慎重。应注意看其成分，避免使用含盐酸伪麻黄碱的感冒药，如泰诺、新康泰克、白加黑等。否则易引起血压升高、心跳加快等不良反应，带来危险
结语	感冒期间对高血压病人是比较危险的阶段	

48. 什么是病毒性心肌炎

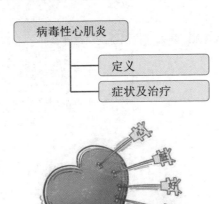

病毒性心肌炎	定义	病毒性心肌炎是指由柯萨奇病毒、埃可（ECHO）病毒、脊髓灰质炎病毒、腺病毒 40、41，流感病毒感染引起的心肌局限性或弥漫性的急性或慢性炎症病变，属于感染性心肌疾病
	症状及治疗	病毒作用于心肌的方式是直接侵犯心肌以及使心肌内小血管损伤，由免疫机制产生心肌损害在心肌炎的发病中起着重要作用。病毒的直接侵害和免疫反应介导致使心肌细胞损害，使心脏舒缩功能障碍；病变若累及窦房结、房室结、束支等起搏或传导系统，则可引发各种类型的心律失常。患者常先有发热、全身酸痛、咽痛、倦怠、恶心、呕吐、腹泻等症状，然后出现心悸、胸闷、胸痛或心前区隐痛、头晕、呼吸困难、水肿，甚至 Adams-Stokes 综合征；极少数患者出现心力衰竭或心源性休克。对病毒性心肌炎患者早期诊断和治疗，多数预后良好，但由于目前尚无根治病毒感染的有效治疗方法，以及个体反应性差异，少部分患者可演变为扩张型心肌病。对已演变为扩张型心肌病的患者，要按扩张型心肌病进行规范化治疗
结语		大多数患者经适当治疗后痊愈，极少数患者在急性期因严重心律失常、急性心力衰竭和心源性休克死亡。部分患者可演变为扩张型心肌病。因此应引起重视

49. 感冒是否会引起心肌炎

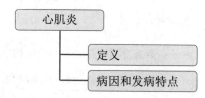

心肌炎
定义
病因和发病特点

心肌炎	定义	心肌炎是由于各种病毒或者细菌引起的心肌细胞炎性改变，致使心肌细胞出现肿胀或者变性，导致心肌细胞损伤。现在一般认为由于病毒引起的心肌炎还是比较常见的，而由于细菌等其他原因引起的相对较少
	病因和发病特点	病毒的种类很多，临床比较常见的病毒包括流感病毒等，这些病毒的特性就是有嗜心性，当患者感染病毒后就可能通过血流侵犯患者的心脏，造成心肌细胞的损伤。任何年龄的人都有可能患心肌炎，临床分析来看，儿童和青少年的发病率相对高一些，孕妇和青壮年在身体相对虚弱的时候也有可能患心肌炎
结语		所以感冒 1 周后，有心慌、胸闷、气短、心前区隐约作痛等症状，特别是心跳不规律，出现心跳过快，每分钟超过 100 次，应及时去医院就诊，警惕心肌损害

50. 孕妇感冒了应该怎么办

孕妇感冒了应该怎么办
- 轻度感冒时应采取相应措施
- 感冒较重有高热时应采取相应措施
- 感冒合并细菌感染时应采取相应措施
- 中医药治疗

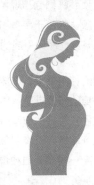

孕妇感冒时应采取的措施	轻度感冒	仅有喷嚏、流涕及轻度咳嗽，不需用药，注意休息，多喝开水，保暖，可以不治而愈。如果症状仍不改善，口服感冒清热冲剂或板蓝根冲剂等中成药
	感冒较重有高热	除一般处理外，应尽快控制体温。可用物理降温法，如在额、颈部放置冰块，用湿毛巾冷敷，用30%～35%乙醇（或白酒加水冲淡1倍）擦颈部及两侧腋窝等方法；亦可选择用药物降温。在选用解热镇痛剂时，要避免采用对孕妇、胎儿和新生儿有明显不良影响的药物，例如阿司匹林之类药物。可在医生指导下使用醋氨酚、柴胡注射液等药
	感冒合并细菌感染	对感冒合并细菌感染时，应加用适合于孕妇的抗生素治疗
	中医药治疗	中医药能很好地控制感冒病毒，同时副作用少，所以以中医的辨证论治、中药处方是治疗孕妇感冒最好的方法
结语		孕妇感冒应谨慎选择治疗药物，尤其对于经物理降温及口服中成药后症状仍无缓解的患者应尽快去正规医院就诊

51. 孕妇发热对胎儿会有影响吗

孕妇发热对胎儿的影响及可采取的措施	怀孕初期	在怀孕初期，如果孕妇体内的胚胎发育在 6 周左右，严重的高热（每天体温升高 2～3℃，持续 1 小时以上）可造成小头畸形、智力障碍等
	在妊娠的前 1/3 阶段	还有报道表明，在妊娠的前 1/3 阶段内，母亲发热 38.9℃以上持续 1 天或更长，可引起胎儿畸形。引起高热的原因有许多种，以流感、肾盂肾炎、链球菌性咽炎等最常见
	低热：不必太紧张，找出病因，对症治疗，如感冒引起的低热，可多饮开水，服用维生素 C、感冒冲剂等中成药，充分休息，一般能很快自愈	
	高热：抓紧时间尽快降温，要尽量采取物理降温的方法，如用湿毛巾冷敷，或用酒精擦浴。在针对病因选用药物时，应选用对胎儿无影响的药物	
结语	许多动物实验证明，在怀孕早期，如果母体温度升高 1.5℃，就可能引起胚胎脑部发育障碍	

52. 孕妇感冒为何会导致胎儿畸形

孕妇感冒可能会导致胎儿畸形	当卵子受精以后	大约从怀孕两周开始分裂，胚泡植入宫内膜并形成胚胎。怀孕 5～11 周，细胞迅速分化并发生一系列的形态变化，从那以后胚胎细胞就失去分化的多向性。开始定向发育，再不能够通过细胞分化进行代偿性的修复。这时候如果胚胎受到细菌、病毒或有害药物的影响，就很容易发生形态学上的异常，造成畸形，这就是所谓的"致畸高度易感期"
	胚胎期各系统器官分化时	胚胎期各系统器官的分化有早有晚，持续的时间有长有短，因而在孕期的不同阶段发生细菌、病毒感染或用药不当都会导致不同的畸形，其中以中枢神经系统的易感期最长，发生得也最早
	怀孕 5～11 周	如果感冒发生在孕早期，特别是怀孕 5～11 周，胎儿发生畸变的可能性会大幅增加。胎儿畸形的发生取决于多种因素，比如感冒病毒的类型、毒性的强弱、持续的时间、是否继发细菌感染、持续高热或应用可致畸的抗生素等
结语		总之，怀孕的妇女应该注意孕期保健，在秋冬季节或换季时要注意保暖，不要去空气污浊、人群密集的地方。一旦发生感冒，特别是在怀孕的早期，应该及时就医，并且在医生的指导下用药，千万不要擅自使用抗生素，对中药的使用也应十分谨慎，一般的伤风感冒应以尽量不用药物为妥，因为许多抗生素在孕早期使用会造成胎儿不可逆的损害或畸形，像链霉素、卡那霉素、庆大霉素等均会损害婴儿第八对脑神经，引起新生儿先天性耳聋

53. 哺乳期女性感冒了怎么办

	哺乳期女性感冒了怎么办
	感冒不伴高热：多喝水、多休息、清淡饮食
	感冒后伴有高热：必要时服药

哺乳期女性感冒	感冒不伴高热	如果感冒了，在不伴有发高热时，产妇需多喝水，吃清淡易消化的食物，服用感冒冲剂、板蓝根冲剂等药物，同时最好有人帮助照看孩子，使产妇能有多的时间睡眠休息，可以哺乳孩子，由于接触孩子太近，可在戴口罩的情况下哺乳。刚出生不久的孩子自身带有一定的免疫力，不用过分担心传染给孩子而不敢哺乳
	感冒后伴有高热	如果感冒后伴有高热，产妇不能很好地进食，十分不适，应到医院看病，医生常常会给输液，必要时给予对乳汁影响不大的抗生素，同时仍可服用板蓝根、感冒冲剂等药物。高热期间可暂停母乳喂养1～2日，停止喂养期间，还要常把乳房乳汁吸出，以保持以后的继续母乳喂养。产妇要多饮水和新鲜果汁，吃清淡易消化的饮食，好好休息，这样就会很快好转
结语		感冒是常见的疾病，产褥期的妇女容易出汗，又加上抵抗力低及产后的忙碌，患有感冒的情况很常见

54. 老年人感冒有什么特点

老年人感冒的特点
- 患病率高
- 症状隐匿而不明显
- 并发症多
- 治疗困难

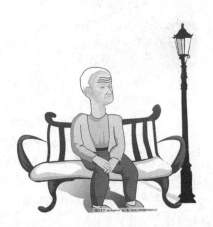

老年人感冒的特点	患病率高	老年人随着年龄的增长，其御寒能力、抵抗力下降，机体适应能力差，每遇天气变化，极易诱发感冒
	症状隐匿而不明显	部分老年人感冒后，尤其是在感冒初期，症状常不明显，仅有轻度头痛、乏力、鼻塞不适等，往往发热不明显或不重，由于症状较轻，缺乏特异性，常常不被重视，易导致误诊和延误病情
	并发症多	老年人全身许多器官和系统的功能处于衰竭边缘，极易受多种因素影响而出现障碍，产生各种并发症，尤其是心、肺功能，常因此诱发心力衰竭或呼吸衰竭而危及生命

老年人感冒的特点	治疗困难	老年患者自身免疫力低，对各种病原体抵抗力弱，所以，病原体难以被局限、消灭，病程常常迁延。同时，由于合并症多，治疗也较复杂，而且老年人心、肺、肝、肾功能欠佳，使临床用药受到许多限制，如输液不能过多、过快，所用药对肝、肾功能损害不能太重等。这些均会对治疗效果产生不利的影响
结语		对于平时健康的老人，治疗原则基本同成人。但对于患有高血压、冠心病、糖尿病等慢性疾病的患者，治疗感冒的同时应注意对原有疾病的控制。如症状较重，应及时住院治疗

55. 儿童感冒有什么特点

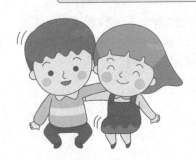

儿童感冒的特点		
	反复呼吸道感染	
	一般都是病毒性感染	
	有特异性体质的儿童感冒特点	

	反复呼吸道感染	反复呼吸道感染，在儿童尤其是婴幼儿很常见。它可以只表现为反复的上呼吸道感染（反复感冒），也可以表现为时而上呼吸道时而下呼吸道感染（如支气管炎或肺炎）。儿童的反复上呼吸道感染之所以不能轻视，是因为它往往提示儿童本身存在抵抗力低下的问题，或者还预示着其他疾病
儿童感冒的特点	一般都是病毒性感染	儿童的感冒一般都是病毒性感染，是一种自限性疾病，即患病1～2周能自愈。但在某些儿童，身体免疫功能降低或有先天性缺陷存在时，对常见的呼吸道病毒感染特别敏感，就会频频发生感冒或支气管炎，而且症状通常较重，持续时间也较长
	有特异性体质儿童感冒特点	反复呼吸道病毒感染还会诱发哮喘发作，成为一个慢性反复发作的呼吸道疾病。其原因可能是反复气道感染使上皮脱落，变应原容易进入黏膜下层而使身体致敏
结语		每当季节变换的时候，患感冒的儿童就多了起来，在人口众多的城市，一岁以内的婴儿一年患6次以内的感冒，一岁以上幼儿一年患4～5次感冒，成年人一年患2～3次感冒都算正常。 　一般来说，年长儿童和成年人的感冒症状较轻，只表现为上呼吸道的局部症状，而婴幼儿感冒则多有全身症状，如伴有发热、咳嗽等

56. 如何减少儿童反复感冒

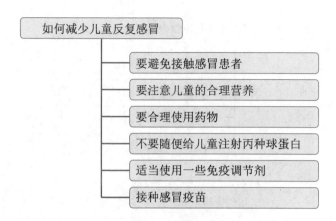

有些儿童反复呼吸道感染，如果家长能特别注意以下几个方面问题，通常可以有效减少儿童发生感冒的次数。

如何减少儿童反复感冒	要避免接触感冒患者	家长不要带小孩到人口密集且空气污浊的公共场所，如茶楼酒馆、商场等地方。家中有人感冒最好采取预防措施避免传染
	要注意儿童的合理营养	特别要补充足够的维生素 A、B 及 C
	要合理使用药物	除非有明确的指征，否则不要反复大量使用各种抗生素，也不要给小孩反复服用"凉茶"来预防感冒。已有研究证明，常服"凉茶"预防感冒无益反而有害
	不要随便给儿童注射丙种球蛋白	除非有证据证明血中缺乏免疫球蛋白
	适当使用一些免疫调节剂	免疫调节剂种类较多，应在医师指导下进行服用
	接种感冒疫苗	接种疫苗是预防流感最有效的手段，可显著降低接种者罹患感冒及发生严重并发症的风险
结语	注意个人卫生，加强防护，合理正确规范使用药物，注意均衡饮食，必要时接种疫苗	

57. 感冒患者需做哪些实验室检查

感冒患者需做哪些实验室检查

- 首选血常规检查
- 相关病毒和病毒抗原的测定
- 痰和咽部的细菌培养
- X线胸片检查

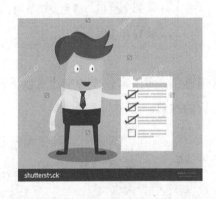

实验室检查	首选血常规检查	感冒患者到医院就诊，医生一般会首选血常规检查。如果检查结果提示：白细胞计数正常或偏低，淋巴细胞比例升高，考虑是病毒性感染；白细胞计数总的增多，有中性粒细胞增多和核左移现象，则考虑是细菌性感染
	相关病毒和病毒抗原的测定	如果有条件，可以进一步对感冒的相关病毒和病毒抗原进行测定：如用免疫荧光法、血清学诊断法、病毒的分离与鉴定等，以判断病毒的类型，区别病毒和细菌感染
	痰和咽部的细菌培养	若考虑感冒导致了继发性细菌感染，可以做痰和咽部的细菌培养，以确诊细菌感染和判断细菌的类型
	X 线胸片检查	如咳嗽明显可以进行 X 线胸片检查
结语		实验室检查对病情的诊断具有很好的辅助作用，尤其是细菌性感染

58. 感冒患者为什么要多喝水

```
感冒患者为什么要多喝水
            ├── 体内水分流失
            ├── 多喝水能多排尿
            └── 使血液循环保持稳定
```

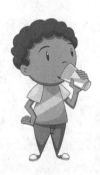

感冒患者 要多喝水 的原因	体内水分 流失	因为患者感冒发烧会使体内水分流失。人体发烧时新陈代谢加速，排出的二氧化碳增多，呼吸加快导致体内水分丢失也加快。同时，发烧时，人体会自动调节体温，即靠皮肤排出大量水分以降低体温，从而使体内水分过多丢失。我们在生活中也能看到，有的感冒患者发烧时可能满头大汗、全身湿透。多喝水不仅可以补充体内水分的丢失，还能促进患者身体散热、降温
	多喝水能 多排尿	多喝水能多排尿，可促进体内的病毒、毒素以及代谢废物尽快排出，使身体内环境处于一种"干净"状态
	使血液循 环保持稳定	多喝水可补充身体所丢失的水分，使血液循环保持稳定，使体液代谢保持平衡，以利于患者尽快康复
结语		及时补充水分对于感冒症状的缓解、病情减轻均有很大的好处

59. 感冒患者饮食上应注意什么

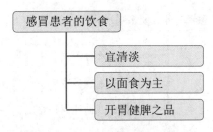

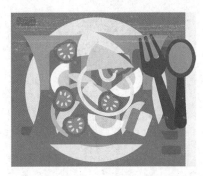

	宜清淡	感冒初期宜大量饮水，以适应机体代谢增强的需要，后期应大量进食水果，对减轻症状、缩短病程有益
感冒患者的饮食	以面食为主	日常饮食以面食为主，可摄入高维生素、高蛋白质的食物。但不宜食入过量的油腻食品和脂肪，因感冒患者的脾胃功能低下，对脂肪不易消化、吸收，大量的油脂分布于食管、咽喉部位，也不利于分泌物的排出
	开胃健脾之品	感冒后期，则宜多用开胃健脾之品，以及调补正气的食物，如大枣、扁豆、银耳、芝麻、龙眼肉、海参、黑木耳、黄豆制品等
结语		饮食对感冒并不能起到治疗的作用，还是应该根据病情需要决定是否应去医院就诊。但清淡和富含维生素、蛋白质等营养物质的饮食有助于感冒患者减轻症状、缩短病程

60. 风寒感冒与风热感冒有何区别

风寒感冒与风热感冒的区别
- 风寒感冒是风寒之邪外袭、肺气失宣所致
- 风热感冒是风热之邪犯表所致

风寒感冒与风热感冒的区别	风寒感冒是风寒之邪外袭、肺气失宣所致	风寒感冒好发于秋冬。风寒感冒的症状主要有：恶寒重、发热轻、无汗、头疼、肢节酸疼、鼻塞声重、时流清涕、喉痒咳嗽、痰吐稀薄色白、舌苔薄白、脉浮或浮紧。通俗来说就是后脑强痛，脖子转动不灵活，怕寒怕风，通常要穿很多衣服或盖厚被子才觉得舒服点，鼻涕是清涕，白色或稍微带点黄，如果鼻塞不流涕，喝点热开水开始流清涕
	风热感冒是风热之邪犯表所致	风热感冒的症状主要有发热重、微恶风、头胀痛、有汗、咽喉红肿疼痛、咳嗽、痰黏或黄、鼻塞流黄涕、口渴喜饮、舌尖边红、苔薄白微黄。通俗来说就是喉咙痛，通常在感冒症状之前就痛，痰通常黄色带黑色；流脓涕常黄色；舌苔带点黄色，也有可能是白色的，舌体通常比较红；便秘、身热、口渴、心烦，通常为数脉或洪脉，就是脉搏比正常的为快，为大
结语		只有根据辨证施治的理论，认真加以区别，然后选用相应的药物，才能药到病除

61. 为什么夏季感冒又称暑湿感冒

夏季感冒与风寒感冒和风热的区别	夏季感冒中医又称为暑湿感冒	暑湿感冒的特点就是因为夏季闷热，湿度比较大，在这个时候大家却比较贪凉，比如吹空调等，感受了风寒之邪。暑湿感冒的病因是人体感受了夏季暑湿时邪，又因喜欢纳凉和饮冷，使体内的暑湿为风寒所遏，疏泄受阻，因而发病。此病的病位在于肌表为中焦群胃，所以症状表现为发热不扬、头身困重、胸脘痞闷、脾胃不和、消化系统功能障碍、脉数、口虽干而饮不多、舌苔虽腻而少黄。若暑湿犯肺，还会有咳嗽痰黏、鼻流浊涕等症状
	风寒感冒和风热感冒	风寒感冒主要是感受了风寒之邪。风热感冒是感受了风热之邪，春天较多
结语	夏季感冒中医又称为暑湿感冒，与风寒感冒和风热感冒是有区别的	

62. 中医认为四季感冒各有哪些特点

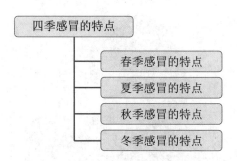

四季感冒 的特点	春季感冒 的特点	（1）风热表实证：身热无汗，咽红口干，苔微黄，脉浮数有力。 （2）风热表虚证：身热有汗，苔薄白或微黄，脉数无力。 （3）风寒表实症：头重，四肢酸痛或周身疼痛
	夏季感冒 的特点	（1）暑湿证：发热，微恶风寒，少汗，常有汗而不解，头身困重，胸脘痞满，纳呆，口干而不欲饮，小便黄赤，大便泄泻，心烦不安，苔腻，脉细数。 （2）暑热证：头昏头痛，咽痛，发热汗出，但汗出热不退，微恶风寒，关节酸痛，口渴倦怠，心烦，小便短赤，舌苔红苔黄，脉浮大而数
	秋季感冒 的特点	（1）温燥证：多在初秋时节发生，发热微、恶风寒、头痛少汗，咽干鼻燥，易鼻出血、干咳少痰或无痰，舌边尖红，苔干，脉浮数。 （2）凉燥证：一般于深秋时节发生发热恶寒，无汗，咳嗽、头疼、咽干鼻燥，唇燥，口干而不渴，皮肤干燥、苔白而脉浮
	冬季感冒 的特点	冬季气候寒冷多风，多为风寒证感冒：恶寒重，发热轻，时流清涕，无汗，苔薄白，脉浮紧
结语		春季气候转暖而多风，风与热相兼致病，多见风热感冒 夏季炎热多雨，暑与湿相兼致病 秋季天气干燥，立秋到冬至之间容易患秋燥证感冒 冬季气候寒冷多风，多为风寒证感冒

63. 什么是流行性感冒

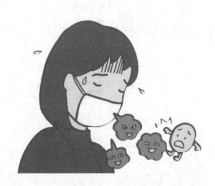

流行性感冒	与普通感冒的区别	流行性感冒简称"流感"。发病率很高，有一定的死亡率，是人类面临的主要公共健康问题之一。不少人将"流感"和普通感冒（感冒）混为一谈，认为流行性感冒就是我们平时说的"感冒"，认为是常见的疾病。其实不然，流行性感冒的危害非常大，可能经久不愈或出现并发症而引起死亡
	5 次大流行	20 世纪以来，全球已经有 5 次流感的大流行，每次流感流行后，总会造成很多人死亡。其中以 1918 年的流行最为严重，死亡人数达 2000 万之多，超过了第一、二次世界大战死亡人数的总和。我国 1953～1976 年有 12 次中等或中等以上的流感流行，而研究同时发现在几次流感世界大流行中，有 3 次是起源于中国，可见我国是流感的"重灾区"，所以大家需要了解流感、认识流感
	发病特点	流感是由流感病毒引起的急性呼吸道传染病，常于冬季和早春发病，起病急，易引起暴发流行。流感病毒呈多种形态，有甲型、乙型和丙型之分，最常见的是球形，直径 80～120nm，存在于患者的口、鼻等分泌物中。病毒可经飞沫传播或直接传播，进入人体的病毒侵入呼吸道黏

流行性感冒	发病特点	膜上皮细胞，并在细胞内繁殖，引起黏膜充血、水肿、细胞变性、脱落等局部病变。因此，在经过1～3天的潜伏期后，被感染的患者就会出现畏寒、高热、头疼、头晕、全身酸痛、乏力等中毒症状，可伴有鼻塞、咽痛、流涕、咳嗽等呼吸道的卡他症状，有的还可以出现食欲减退、腹痛腹胀、恶心呕吐等消化道症状，而有的甚至出现高热、烦躁、呼吸困难和紫绀等。根据流感的不同临床表现可分为单纯型、肺炎型、中毒型、胃肠型。一般流感的病程3～7天，出现并发症的患者病程可达一个月余，危重患者可因呼吸衰竭而死亡
结语		因此，我们要重视流感，不能把它当作一般的感冒不去治疗，大家都应该认识到流感的强传染性和严重性，会带来灾难性的后果

64. 流行性感冒有哪些症状特点

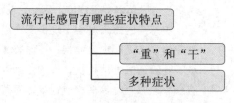

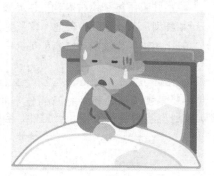

流行性感冒的症状特点	"重"和"干"	即全身症状较重，如畏寒、高热、头痛和全身肌肉疼痛明显，而且疲乏、虚弱，甚至卧床，但是呼吸道症状除干咳、咽痛外，较少有流泪、流涕和多痰等表现
	症状较多	如腹胀、呕吐、腹泻等；或表现为肺炎。婴儿流感可出现高热、惊厥、呼吸困难、嗜睡和拒奶等现象。身体虚弱的高龄老人，患流感后可能不出现高热、畏寒等急性症状，而仅表现为神志淡漠、嗜睡、不思饮食等，所以应该特别关注
结语		流行性感冒的症状特点可以用"重"和"干"两字加以概括，即全身症状较重

65. 人体对流行性感冒有免疫力吗

人体对流行性感冒的免疫力	免疫力持续时间较短	一般来说，人体在患流行性感冒后可在 2 周左右产生对流行性感冒的免疫力，但是这种免疫力持续时间较短，一般 1~2 年就会减弱，甚至消失
	免疫力具有特异性	获得的免疫力只对侵入人体的特定型号的流感病毒有效，比如人体对流感病毒 H2 产生的免疫力，对流感病毒 H3 就起不了抵抗的作用。流感病毒经常会发生变异，通常 2~4 年一次小变异，几十年一次大变异
结语		因此，人体对流感病毒并不具有长时间的免疫力，一生中可以多次患流行性感冒

66. 流行性感冒好发于哪个季节

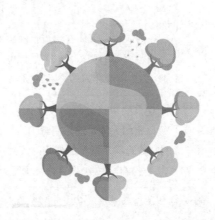

流行性感冒的好发季节及原因	发病具有一定的季节性	流行性感冒多于冬季或冬末春初发生
	原因	由于这些季节的空气比较干燥，含流感病毒的飞沫比较容易在空气中滞留而被人体吸入从而发病，而且此时人们普遍容易发生受凉等引起机体抵抗力下降，这样流行性感冒病毒就更容易乘虚而入了
结语		流行性感冒多于冬季或冬末春初发生，常具有一定的季节性

67. 流行性感冒是传染病吗

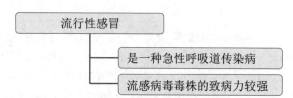

流行性感冒是传染病	是一种急性呼吸道传染病	流感是一种急性呼吸道传染病，流感病毒具有很强的传染性，它的传染源主要是流感患者和隐性感染者，当他们打喷嚏、咳嗽时，大量病毒被释放到空气中，可侵袭在同一空间内的一大群人，引起传播流行
	流感病毒毒株的致病力较强	流感病毒毒株的致病力较强，呈多种形态且容易变异，尤其是甲型流感病毒非常容易变异，一旦病毒毒株发生结构的改变，其表面抗原也就随之变化，而人体对新的抗原不能识别清除，也就是没有免疫力，所以一旦吸入或接触到流感病毒就容易发病
结语		因此，即使是患过流感的人，下次再遇上流感流行，仍然会被感染，这也是流感容易流行、容易传染的原因之一

68. 流行性感冒的发病情况如何

流行性感冒的发病情况	流行性感冒（简称流感）是第一个实行全球性监测的疾病，因为没有其他疾病像流感那样迅速地在世界大范围内流行，全球每年有 1/10 的人患上流感。我国是流感的多发区，流感的流行或局部暴发基本上年年都有发生，流感病毒最大的特点就是容易发生变异，而且几乎每年都有变异，它不像麻疹，人出过一次就不会再患这种病。流感病毒的变化非常快，因其多变，故有"千面病毒"之称，让人类防不胜防
	谈到流行病，大家大概都听说过散发、暴发、流行、大流行等。散发一般指在非流行期间，病例在人群中呈散在零星分布，各病例在发病时间及地点上没有明显的联系；暴发是指一个集体或小地区在相当短时间内突然发生很多流感病例；流行是指在较大地区内流感发病率明显超出当地同期发病率水平
	流感流行时发病率一般为 5%～20%，发生流感大流行主要是由于新亚型毒株出现，人群普遍缺乏免疫力，疾病传播迅速，流行范围超出国界和洲界，通常发病率为 30%～50%。世界性流感大流行常有 2～3 波，通常第一波持续时间短，发病率高，主要发生在城市和交通便利的地方；第二波持续时间长，发病率低，主要发生在农村及交通闭塞地区；有时还有第三波
结语	流行性感冒发病快、范围广、变化多，防不胜防

69. 什么是甲型 H1N1 流感

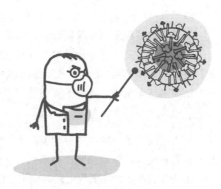

甲型 H1N1 流感	甲型 H1N1 流感为急性呼吸道传染病，其病原体是一种新型的甲型 H1N1 流感病毒，在人群中传播
	与以往或目前的季节性流感病毒不同，该病毒毒株包含有猪流感、禽流感和人流感三种流感病毒的基因片段。人群对甲型 H1N1 流感病毒普遍易感，并可以人传染人，人感染甲型 H1N1 流感后的早期症状与普通流感相似，包括发热、咳嗽、喉痛、身体疼痛、头痛、发冷和疲劳等，有些还会出现腹泻或呕吐、肌肉痛或疲倦、眼睛发红等
结语	2009 年 4 月 30 日中华人民共和国卫生部发布 2009 年第 8 号公告，明确将甲型 H1N1 流感 (原称人感染猪流感) 纳入传染病防治法规定管理的乙类传染病，并采取甲类传染病的预防、控制措施

70. 什么是脑型流感

脑型流感	临床表现	流感的临床表现非常复杂，可以累及全身不同系统。也许有人会问：流行性感冒是急性呼吸道疾病怎么会影响大脑和胃呢？其实"脑型流感"是流感病毒引起的神经精神症状，比如有头晕头痛、烦躁不安、萎靡不振、惊厥谵妄、嗜睡，甚至昏迷等
	引起脑型流感的主要原因	引起脑型流感的主要原因有四类：病毒引起的中毒症状；病毒直接侵犯到脑细胞；高热引起的相关症状，如惊厥等；由于流感导致严重低氧引起脑细胞缺氧水肿
结语		婴幼儿比较容易发生脑型流感，如果患儿在流行季节出现流感的症状要立即看病，在高热不退时要先用冰块放在颈部、腋窝、腹股沟等大动脉搏动的位置或用温水、酒精擦浴以物理降温，如果体温高于38.5℃，可以服用美林或泰诺林等药物降温，以减少高热惊厥的发生

71. 什么是胃型流感

胃型流感	症状	有少数人患流感是以腹痛腹泻、恶心呕吐、食欲差等胃肠道症状为主要表现的，因此称为胃型流感
	检查	如果流感流行期间出现上述症状，并伴有轻度上呼吸道感染表现，应考虑此病，但最后的确诊需要做病毒分离和相关检查
结语		采取措施和其他流感一样，应卧床休息、多饮水、止吐止泻、防止继发感染，一般3～7天后便可痊愈

72. 什么是药源性流感综合征

药源性流感综合征	临床发现，许多药物在使用过程中会出现一些貌似流感的不良反应
	早在 1967 年，就有学者发现，在应用干扰素（IFN）时，可出现这种情况，随后文献报道渐多。临床上遂将由药物诱发的以寒战、发热、头痛、四肢肌肉酸痛等类似感冒的症候群为主，伴或不伴有全身不适、鼻塞、流涕、皮疹等表现的一组症状群称为药源性流感综合征（DFS）
结语	使用药物引起的流感综合征，一般症状比较轻，多数减量或停药后便可消失

73. 哪些药物可引起药源性流感综合征

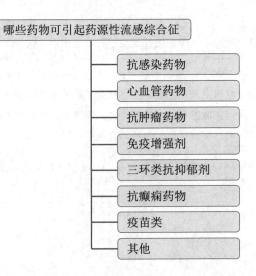

哪些药物可引起药源性流感综合征
- 抗感染药物
- 心血管药物
- 抗肿瘤药物
- 免疫增强剂
- 三环类抗抑郁剂
- 抗癫痫药物
- 疫苗类
- 其他

可引起药源性流感综合征的药物	抗感染药物	如利福平、链霉素、青霉素类、头孢菌素类、红霉素、两性霉素 B、氟康唑、对氨基水杨酸、乙胺丁醇、异烟肼、海群生、呋喃嘧酮、干扰素、聚肌胞、左旋咪唑、核苷类似物、白介素-2 等
	心血管药物	现已发现的有藻酸双酯钠、胺碘酮、西利洛尔、肼苯达嗪、肝素、蝮蛇抗栓酶等
	抗肿瘤药物	如全反式维甲酸、达卡巴肼、丙二醇二胺、三尖杉酯碱、门冬酰胺酶、喜树碱等
	免疫增强剂	如胸腺素α_1、胸腺因子 D 等
	三环类抗抑郁剂	如丙米嗪、阿米替林、多塞平、氟西汀等
	抗癫痫药物	偶见于加巴喷丁、拉莫三嗪、非氨酯等
	疫苗类	如亚洲甲型流感减毒活疫苗、三价流感疫苗、布氏杆菌减毒活疫苗、钩体病疫苗、伤寒菌苗、狂犬疫苗、麻疹疫苗、麻疹-腮腺炎-风疹三联疫苗及霍乱疫苗、乙肝疫苗、流脑疫苗、乙脑疫苗、百白破三联疫苗、小儿麻痹糖丸等偶有致病报道

续表

可引起药源性流感综合征的药物	其他	西咪替丁、雷尼替丁、低分子右旋糖酐、二羟乙磺酸己脒、重组促红细胞生成素、植物毒素、中药苦楝皮等亦有个例报道
结语		药源性流感综合征属于药物不良反应，在服用上述药物后应密切观察

74. 药源性流感综合征有哪些临床表现

药源性流感综合征临床表现	药源性流感综合征患者的临床表现	患者畏寒发热，体温 37.5～38.5℃，但很少超过 39℃（干扰素及两性霉素 B 除外）；头痛、头晕或昏胀，全身不适，疲乏无力；四肢肌肉或关节酸痛，鼻塞、流涕、咽干咽痛、面色潮红而无受凉诱因，用药 0.5～2 小时后定期发作，持续 3～6 小时不等；停药后全部症状消失或迅速减轻；血嗜酸粒细胞可见升高；抗感染治疗无效
	可帮助确诊的临床表现	有服药史，常于服药物后 1～2 周内发病。有临床表现，部分患者血嗜酸粒细胞升高（其他实验指标尚无特征可循），停药后症状消失或迅速减轻。必要时进行药物激发试验（参照一般药物不良反应标准），如果阳性，可助诊断。但此法宜审慎施行，以免引起意外
结语		由于临床尚未对药源性流感综合征引起足够重视，故大多数不易及时确诊，表现轻者多被疏漏，症状典型者亦有不少被误诊。诊断药源性流感综合征标准目前尚无统一认识

75. 什么是人禽流感

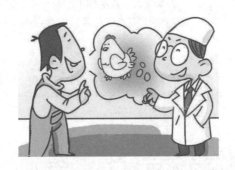

人禽流感	什么是"禽流感"	禽流感是禽流行性感冒的简称，是由甲型流感病毒引起的禽类传染性疾病，容易在鸟类（尤其是鸡）之间流行，通常仅感染禽类。"人禽流感"是指过去仅感染禽类的甲型流感病毒亚型跨越了种属的界限引起的人类急性呼吸道感染的新型传染病，也就是说人禽流感病毒可以使禽类和人类同时患病，民间一种非专业的比较笼统的说法是"鸡瘟"，它的含义很多，不仅包括禽流感，还包括禽类其他的一些传染病，最早的禽流感记录在 1878 年，意大利发生鸡群大量死亡，当时被称为"鸡瘟"
	禽流感的分类、与流感的区别	根据病毒的类型不同，禽流感可分为高致病性、低致病性和非致病性三类，导致人禽流感的病毒是"高致病性甲型流感病毒株 H5N1 亚型"。人禽流感属于我国法定乙类传染病，它的症状和流感十分相似，但最明显的差别就是肺部感染严重、进展迅速，医生确诊人禽流感需要通过实验室的血清学化验。由于禽流感病毒更容易感染下呼吸道的肺泡细胞，而非位于上呼吸道的鼻腔和气管，因此不容易像流感那样通过咳嗽和打喷嚏传播
结语		目前已报道的患者都是被动物传染的，尚未找到人与人传播禽流感的证据

76. 禽流感的主要临床特征有哪些

禽流感的临床特征	由 A 型流感病毒引起	禽流感通俗地说，就是禽类的病毒性流行性感冒，是由 A 型流感病毒引起禽类的一种从呼吸系统到严重全身败血症等多种症状的传染病，禽类感染后死亡率很高。其传染源主要是鸡、鸭，人类直接接触受 H5N1 病毒感染的家禽及其粪便或直接接触 H5N1 病毒都会被感染。此外，通过飞沫及接触呼吸道分泌物也可传播
	早期症状	人不容易被传染，但是人一旦感染了，反应就比较强。人类患禽流感后，潜伏期一般为 7 天以内，早期症状与其他流感非常相似，主要表现为发热、流涕、鼻塞、咳嗽、咽痛、头痛、全身不适等症状。大多数患者愈后良好，病程短，恢复快，且不留后遗症。但有些人病情发展比较快，禽流感比普通流感发展成为肺炎的概率大，大概一半人会发展成肺炎，而且有少部分人不仅有肺脏损害，还会有心脏损害。既有肺损害又有心脏损害的患者容易发生死亡
结语		少数年龄较大患者或治疗过迟的患者病情会迅速发展成进行性肺炎、急性呼吸窘迫综合征、肺出血、胸腔积液等多种并发症而死亡

77. 禽流感密切接触者应如何判定与防护

一旦确定有禽流感密切接触者，则需要进行医学观察，观察期间由当地卫生行政部门指定的医疗卫生人员每日对密切接触者测试一次体温，了解其身体健康状况；同时告知禽流感的临床特点、传播途径及相关防治知识，对出现异常临床表现（体温≥38℃伴咳嗽或咽痛等症状）的，应进行流行病学调查，并按照《人禽流感诊疗方案》进行诊断治疗。

判定标准	禽流感病禽或死禽密切接触者	1. 饲养、贩卖、屠宰、加工病禽或死禽的人员 2. 捕杀、处理病禽或死禽，未按相应规范采取防护措施的人员 3. 直接接触病禽或死禽及其排泄物、分泌物等其他相关人员
	禽流感疑似病例和确诊病例的密切接触者	与出现症状后的患者或疑似患者共同生活、居住、护理或直接接触过病例的呼吸道分泌物、排泄物和体液的人员
结语	加强对该类人群及时、科学的管理，才可以较好地预防控制禽流感疫情在人间的发生和传播	

78. 消毒的种类和意义是什么

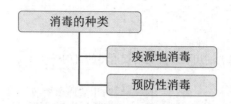

消毒的种类	疫源地消毒	疫源地消毒是指对有传染源（患者或病原携带者）存在的地区，进行消毒，以免病原体外传。疫源地消毒需要专业的机构人员开展
	预防性消毒	预防性消毒是指未发现传染源情况下，对可能被病原体污染的物品、场所和人体采取消毒措施，一般大家只需要了解家中预防性消毒的措施就可以了
结语		做好消毒措施有重要的意义，极大减少病原体的传染

79. 对流感患者的用物及空间进行消毒的目的是什么

对流感患者的用物及空间进行消毒的目的是什么

- 防止病原体播散
- 防止患者再被其他病原体感染
- 保护医护人员免受感染

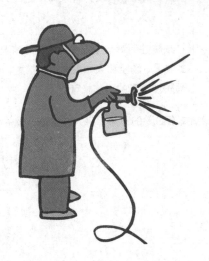

	防止病原体播散到社会中而引起流行发生
	防止患者再被其他病原体感染，出现并发症，发生交叉感染
消毒的目的	保护医护人员免受感染。不同的传播机制引起的传染病消毒的效果有所不同。呼吸道传染病，病原体随呼吸咳嗽、喷嚏而排出，再通过飞沫和尘埃而播散，污染范围不确切，进行消毒较为困难，须同时采取空间隔离，才能中断传染
结语	消毒是用物理或化学方法消灭停留在不同的传播媒介物上的病原体，藉以切断传播途径，阻止和控制传染的发生

80. 常用的家庭消毒方法有哪些

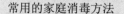

```
常用的家庭消毒方法
        ├── 物理消毒法
        └── 化学消毒法
```

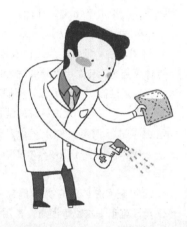

常用的家庭消毒方法	物理消毒法	1. 衣物采取的消毒方法基本是煮沸消毒法，就是将适合此消毒方法的物品放入水中煮沸 20～30 分钟，也可加入适量的消毒液；对于大件的床上用品，可以使用暴晒法，就是把被褥、毛毯、羽绒服等织物直接置于较强的阳光下暴晒 4～6 小时，同时注意翻动，使织物全部暴晒到位，即可达到消毒效果。对于不耐高温的化纤或纯毛织物，也可直接用消毒液浸泡。一般有腐蚀性的消毒方法不能用于衣物的消毒，对于餐具不宜用有毒或有恶臭的消毒液处理 2. 煮沸消毒前，应将物品洗净，易损坏的物品用纱布包好再放入水中，以免沸腾时互相碰撞，不透水物品如盘、碗等应垂直放置，以利水的对流。将被煮物品全部浸没在水中，水面应高于物品，消毒器应加盖。水沸腾后（100℃）开始计时，持续煮沸 15 分钟，可杀灭物体上污染的一般细菌、病毒

常用的 家庭消毒 方法	化学消毒 法	1. 酸剂浸泡：5%盐酸可消毒洗涤餐具，加15%食盐于2.5%盐酸溶液可消毒皮毛及皮革，加热30℃浸泡4小时 2. 过氧化氢浸泡：3%～6%溶液，浸泡10分钟可以消毒；10%～25%溶液浸泡60分钟可以灭菌，用于不耐热的塑料制品、餐具、服装等的消毒 3. 阳离子表面活性剂：国内生产的有苯扎溴铵（新洁尔灭）、度米芬（消毒宁）和三氯异氰脲酸（消毒净），以度米芬杀菌力较强，常用浓度0.5%～1.0%，可用于皮肤、餐具等消毒，福尔马林适用于皮毛、人造纤维、丝织品等不耐热物品的消毒 4. 环氧乙烷：低温时为无色液体，沸点10.8℃，故常温下为气体灭菌剂，其作用为通过烷基化，破坏微生物的蛋白质代谢。具有活性高，穿透力强，不损伤物品，不留残毒等优点，可用于衣物、皮毛、人造纤维的消毒。因穿透力强，故需在密闭容器中进行消毒，使用时须避开明火以防爆。消毒后通风防止吸入。对易于吸收药物的衣物，100℃ 1～2分钟即完成消毒 5. 氯己定（洗必泰）：为双胍类化合物。对细菌有较强的消毒作用。可用于衣物等消毒，常用浓度为0.2%～0.3% 6. 酒精：用75%的乙醇（酒精）消毒食具30分钟可达到效果
结语		家庭中常用消毒的方法有物理消毒法和化学消毒法两种

病 因 篇

81. 导致感冒的常见诱因有哪些

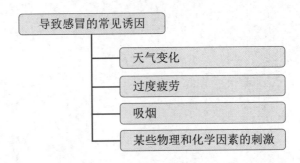

导致感冒的常见诱因	天气变化	寒冷季节及气候由暖转凉时，常因没有及时保暖而受凉感冒，因此我们通常可以发现，在冬季和夏末秋初时节，最容易感冒。另外，淋雨后身上的水蒸发，容易带走身体的热量，所以要及时更换湿衣服，擦干身体，注意保暖
	过度疲劳	劳累可以导致抵抗力下降而发生感冒，所以在平时生活中，一定要注意劳逸结合
	吸烟	烟尘的吸入，可以使呼吸道黏膜受损，局部抵抗力降低，容易受病原体入侵而感染
	某些物理和化学因素的刺激	如放疗、化疗期间，人的白细胞减少，免疫功能下降，容易发生感冒
结语		注意保暖、劳逸结合，抵抗力下降是造成感冒的重要诱因

82. 哪些人群易患感冒

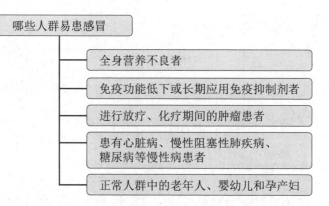

易患感冒人群	全身营养不良者：长期的机体营养不良容易引起机体组织缺乏必要的蛋白质、维生素等所需物质，导致机体抵抗力下降
	免疫功能低下或长期应用免疫抑制剂者：容易使机体抵抗力下降，细菌、病毒容易入侵，导致感冒
	进行放疗、化疗期间的肿瘤患者：因放疗、化疗药物是通过广泛的对细胞作用，对肿瘤细胞和正常机体细胞同时具有杀灭作用，从而导致患者免疫力低下
	患有心脏病、慢性阻塞性肺疾病、糖尿病等慢性患者：因长期慢性疾病引起免疫淋巴细胞数量减少及吞噬细胞功能减弱，导致免疫力下降
	正常人群中的老年人、婴幼儿和孕产妇：老年人机体适应能力差，小儿免疫系统发育不完善，孕妇体内激素水平变化和营养不均衡等因素，容易导致身体免疫力下降
结语	每个人都有发生感冒的可能。特别是：体弱、慢性病、心理紧张、过度劳累、大量饮酒、加班熬夜、受寒、淋雨刺激、失眠缺觉等情况下更易患感冒

83. 为何感冒发病率很高

为何感冒发病率很高

- 身体抵抗力下降
- 患流感后免疫力持续时间有限，且获得的免疫力具有特异性
- 感冒病毒经常发生变异

感冒发病率	一年四季都有人患感冒，感冒通常为身体抵抗力下降，感冒病毒乘虚而入，当人们出现了打喷嚏、鼻塞、流鼻涕、咽痛、咳嗽等症状即患了感冒
	一般来说，人体在患流行性感冒后可在 2 周左右产生对流行性感冒的免疫力，但是这种免疫力持续时间较短，一般 1～2 年就会减弱，甚至消失。其次，这种免疫力只针对侵入人体的特定型号的流感病毒有效，比如人体对流感病毒 H2 产生的免疫力，对流感病毒 H3 则起不了抵抗的作用
	感冒病毒经常会发生变异，通常 2～4 年一次小变异，几十年一次大变异。因此，人体对流感病毒并不具有长时间的免疫力，一生中可以多次患感冒和流行性感冒，所以人类感冒的发病率极高
结语	感冒可发生于任何年龄和任何季节，几乎每个人都患过感冒，是一种能自愈、发病率极高的急性上呼吸道炎症

84. 引起感冒的病毒有哪些

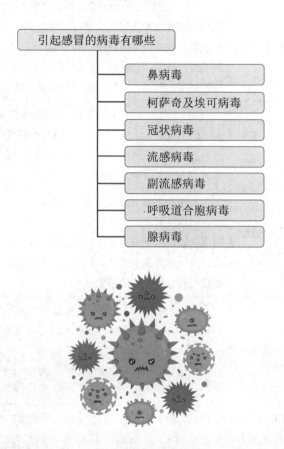

```
引起感冒的病毒有哪些
    ├── 鼻病毒
    ├── 柯萨奇及埃可病毒
    ├── 冠状病毒
    ├── 流感病毒
    ├── 副流感病毒
    ├── 呼吸道合胞病毒
    └── 腺病毒
```

　　自组织培养法问世以来，对病毒的了解渐多，研究发现 90%以上的上呼吸道感染是病毒导致，细菌感染导致的较少见。一旦病毒感染，上呼吸道黏膜抵抗力下降，细菌可乘虚而入，发生继发细菌性感染引起感冒。目前了解的常见的病毒如下：

引起感冒的病原体	鼻病毒	包括 100 多种不同血清型，可致感冒、支气管炎及中耳炎
	柯萨奇及埃可病毒	此类病毒均甚微小，属于微小病毒，均可引起呼吸道感染
	冠状病毒	是上呼吸道感染的常见病原体，分离需用特殊方法

续表

引起感冒的病原体	流感病毒	分甲、乙、丙三种血清型。甲型病毒可因其抗原结构发生较剧烈的变异而导致流感大流行，每隔 10～15 年发生一次；乙型病毒导致的流感流行规模较小且局限；丙型病毒一般只造成散发流行病情，也较轻。以上三型主要引起上呼吸道感染，也可引起喉、气管、支气管炎、毛细支气管炎和肺炎
	副流感病毒	分 1～4 种血清型，1 型又称"红细胞吸附病毒 2 型"（HA2）；2 型称 "哮吼类病毒"，3 型（HA1），往往引起细支气管炎和肺炎，也常出现哮吼；4 型又称 M–25，较少见，可在儿童及成人中发生上呼吸道感染
	呼吸道合胞病毒	仅有 1 型对婴儿呼吸道有很强的致病力，可引起小流行。1 岁以内婴儿感染后，约 75%可发生毛细支气管炎，30%左右可致咽喉炎、气管炎、支气管炎及肺炎等，2 岁以后感染此病毒后，上述疾病渐少发生，5 岁以后下呼吸道感染明显减少，仅表现为轻型上呼吸道感染
	腺病毒	有 30 余种不同血清型可致轻重不等的上呼吸道感染，如鼻咽炎、咽炎、咽结膜炎、滤泡性结膜炎，也可引起肺炎的流行。3、7、11 型可致咽结膜炎，8 型腺病毒易在学龄儿童中引起流行性角膜结膜炎，37 型腺病毒可持续存在于上呼吸道腺体中，且可引起致死性肺炎
结语		细菌感染仅占上呼吸道感染 10%左右。侵入上呼吸道的继发性细菌感染大多为 A 组 B 溶血性链球菌、肺炎球菌、流感嗜血杆菌、卡他布兰汉菌和葡萄球菌，其中卡他布兰汉菌是鼻咽部常住菌群之一，有时在呼吸道可发展为致病菌感染，且有增多趋势，但次于肺炎球菌和流感杆菌感染。 另外，肺炎支原体的感染，在成人中可引起上呼吸道感染，在 5～14 岁小儿多引起肺炎

85. 为什么经常掏鼻孔易患感冒

经常掏鼻孔易感冒原因	鼻子是人体呼吸系统中一个重要器官，鼻腔内有鼻毛、鼻黏膜及鼻黏膜分泌的黏液——鼻涕	鼻毛和鼻涕看上去是废物，但它们却是人体防御机制中的一部分
结语	有些人喜欢经常掏鼻孔，很容易损伤鼻毛、鼻黏膜，甚至造成鼻部的出血糜烂，这无疑就直接削弱了鼻腔的防御机能，极易诱发感冒	

86. 为什么儿童缺乏维生素 A 易患感冒

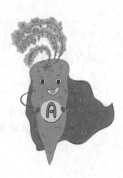

儿童缺乏维生素 A 易患感冒	维生素 A、B、C、D、E 是我们比较熟知的，其中维生素 A 能稳定上皮细胞的细胞膜，维持皮肤和黏膜的结构完整。呼吸道黏膜是上皮组织的一种，可以阻挡细菌、病毒的侵袭，是防止人体呼吸道感染的一道坚强防线，此防线削弱了，自然就容易发生呼吸道感染
	我国人群的饮食结构以米、面等淀粉食物为主，其中含维生素 A 比较少，对于儿童，因为其体内维生素 A 储量有限，更容易缺乏维生素 A。维生素 A 缺乏与反复的呼吸道感染有关，所以除了采用抗感染等治疗措施外，就需要补充维生素 A
	可以多吃一些含维生素 A 丰富的食物，如蛋奶类，并可以口服维生素 A 胶丸，每次 1 粒（2500 单位），每日 1 次，连服 8 天
结语	需要注意的是，维生素 A 并不是有益无害的补药，一定不要自行加大剂量或延长用药时间，若过量服用，会产生恶心、嗜睡、婴儿前囟隆起等中毒症状

87. 感冒与微量元素缺乏有关吗

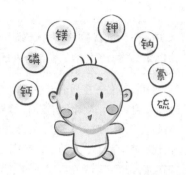

感冒与微量元素缺乏的关系	目前已发现的人体内微量元素有20余种	已知铁、碘、铜、锰、锌、钴、铬、硒、氟、硅、锡、钒等微量元素与机体的生命活动关系密切
	铁元素与感冒的关系	体内缺乏铁质，可引起淋巴细胞生成受损，导致免疫功能降低，难以对抗感冒病毒。动物血、奶类、蛋类、菠菜、肉类等都是富含铁元素的食品
	锌元素与感冒的关系	锌元素，能直接抑制病毒增殖，也是不少病毒的"克星"。在感冒高发季节，多吃些富含锌的食品，如肉类、海产品和家禽，有助于机体抵抗感冒病毒。此外，各种豆类、坚果类亦是较好的含锌食品，可适量选用
结语		微量元素是指在人体含量甚微，低于体重0.01%的元素。人体内的维生素和微量元素虽然含量很少，但它们作为人体生命密码DNA核酸的组成成分，作为辅酶和催化剂参与体内各种代谢过程，对人体健康起着重要的作用

88. 中医将感冒归纳为哪些病因

中医中的感冒	病因	中医认为感冒的病因是人体感受了夏季暑湿时邪，又因喜欢纳凉和饮冷，使体内的暑湿为风寒所遏，疏泻受阻，因而发病
	症状	此病的病位在于肌表与中焦脾胃，所以症状表现外则发热不扬，头身困重，内则胸脘痞闷，脾胃不和，消化系统功能障碍，脉数，口虽干而饮不多，舌苔虽腻而少黄。若暑湿犯肺，还会出现咳嗽有痰黏、鼻流浊涕等症状
结语		邪气侵犯不同脏器便表现为不同症状

89. 中医是如何阐释感冒病因机制的

中医阐释感冒的病因机制	辨证是中医学中特有的概念	它是在中医理论指导下，把通过望、闻、问、切四诊搜集的症状、体征进行综合分析而得出的综合性结论，是疾病本质反映辨证的过程，即是综合思维的过程，对患者所表现出来的情况进行分析、鉴别，最后确定"证"，这是中医诊断的核心内容
	中医治疗的中心是围绕"证"来进行的	是什么证就用什么法来治，所以常常出现"同病并治"和"异病同治"，就是说，同一个病因表现的证不同而采取不同的治疗方法；不同的病因出现相同的证而采用相同的治疗方法。可见，中医对病的诊断并不重要，关键在于对证的诊断
	基本方法	辨证施治是中医治疗疾病的基本方法，不论药疗还是食疗，也不管是内治还是外治，都必须遵循这一原则。感冒也不例外，虽然都诊断为感冒，却可出现不同的证，治疗方法也就不同
结语		中医认为感冒是否发生取决于正气与邪气两方面的因素，一是正气能否御邪，有人常年不易感冒，即是正气较强常能御邪之故，有人一年多次感冒，即是正气较虚不能御邪之故，"邪之所凑，其气必虚"，提示了正气不足或卫气功能状态暂时低下是感冒的决定因素；二是邪气能否战胜正气，即感邪的轻重，邪气轻微不足以胜正则不病感冒，邪气盛如严寒、时行病毒、邪能胜正则亦病感冒，所以邪气是感冒的重要因素。由于四时六气不同，人体素质之差异，在临床上有风寒、风热和暑热等的不同证候，在病程中还可见寒与热的转化或错杂

90. 中医怎样对感冒进行分型

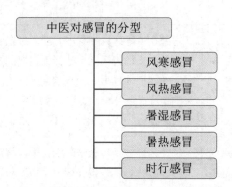

中医对感冒的分型	风寒感冒	病人除了有鼻塞、喷嚏、咳嗽、头痛等一般症状外，还有畏寒、低热、无汗、流清涕、吐稀薄白色痰等特点。这种感冒与病人感受风寒有关
	风热感冒	病人除了有鼻塞、流涕、咳嗽、头痛等感冒的一般症状外，还有发热重、痰液黏稠呈黄色等特点
	暑湿感冒	病人表现为畏寒、发热、口淡无味、头痛、头胀、腹痛、腹泻等症状。此类型感冒多发生在夏季
	暑热感冒	发热，偶尔怕风，心烦、汗出、口干，喉咙疼，流稠涕，咳浓痰，舌苔较薄，脉象主要为浮脉或数脉
	时行感冒	病人可表现为突然畏寒、高热、怕冷、寒战、头痛剧烈、全身酸痛、疲乏无力、鼻塞、流涕、干咳、胸痛、恶心、食欲不振，婴幼儿或老年人可能并发肺炎或心力衰竭等症状
结语		感冒有风寒、风热、暑热、暑湿、秋燥等不同

91. 感冒易与哪些疾病相混淆

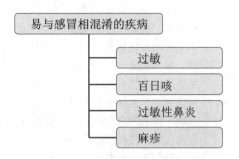

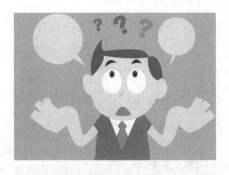

易与感冒相混淆的疾病	过敏	随着气候的变化，有些人一早起来，往往就会喷嚏打不停，感觉到鼻子发痒，不知是感冒前兆还是过敏引起。过敏与感冒有时很难区别，天气变冷容易过敏，亦容易患感冒。过敏时鼻子会痒、打喷嚏，感冒的初期症状也和过敏时几乎相似，常让患者混淆不清。感冒是因外在的病毒，或细菌侵入人体所引起。会引起感冒的病毒及细菌多达百种以上，症状可轻可重。普通感冒的治疗方法，有时须使用抗生素以预防细菌感染，大约 1 周即可以痊愈。至于过敏则是体质的问题，即身体本身对外来的物质产生反应。鼻子过敏是鼻子的组织，对空气中某种成分产生反应，引起鼻子发痒，进而出现打喷嚏、流鼻水、鼻塞等现象。治疗方式：可以镭射手术或减敏疗法控制过敏反应。鼻过敏时，鼻涕始终是清澈的。感冒一开始鼻涕也可能是清澈的，但 1～2 天后鼻涕会变浊白。未病先防是最重要的养生方法，若身体出现状况，及时就诊仍是最上策。尤其过敏性鼻炎有可能转化为气喘，为了自己的健康与良好生活质量，尽早诊断及治疗仍是唯一的途径

续表

易与感冒相混淆的疾病	百日咳	百日咳是由百日咳（嗜血）杆菌引致的急性呼吸道传染病，常见于儿童。百日咳较感冒病程长，可达 3 个月之久。因此被称为"百日咳"。一般细菌侵入人体后潜伏 3～21 天发病，本病初期症状与感冒相似，如低热、流鼻涕、打喷嚏、咳嗽等，容易混淆，一般经过 7～10 天，特别是在体温恢复正常后出现特征性"痉咳"，表现为阵发性、痉挛性的短促咳嗽，声声相连，连续十余声或几十声，随之深吸气伴发出类似鸡鸣样、深长的高调吼声，间歇后再反复发作，夜间为重；咳嗽发作时，往往面红耳赤，甚至呕吐。这些特征都是感冒所没有的，可以用来鉴别
	过敏性鼻炎	普通感冒与过敏性鼻炎非常相似，两者都以鼻塞、流清水涕、打喷嚏为主要症状，可以通过以下几点进行判断，以免耽误治疗时间
		（1）病因：过敏性鼻炎的病因是对某种物质的过敏，感冒的病因是病毒感染
		（2）发病季节：过敏性鼻炎又叫季节性鼻炎，多于春季发病；感冒一年四季都有发病
		（3）诱因：过敏性鼻炎是接触了过敏物质；感冒则诱发于受凉、疲劳等抵抗力下降时
		（4）症状：过敏性鼻炎发病突然，有阵发性连续性喷嚏；感冒则发病是渐进性的，逐渐加重，以鼻腔黏膜的炎症为主，喷嚏多为单发性的。鼻腔检查：过敏性鼻炎鼻腔黏膜以水肿为主，呈苍白色；而感冒则黏膜充血水肿明显
	麻疹	麻疹是由麻疹病毒引起的急性传染病。多发生于儿童。麻疹早期，有明显的上呼吸道及眼结膜卡他症状，发病即可见发热、畏光、流泪、流涕、咳嗽等症状，容易与流行性感冒相混淆。但是，在麻疹发病第 2～3 天可在患者颊黏膜及唇内侧，出现直径 0.5～1mm 的小白点，周围环绕红晕，用压舌板刮不掉，由少逐渐增多，可能相互融合，称口腔麻疹斑，此斑一旦出现，即可确诊，感冒无此斑出现
结语		以上疾病与感冒有相似的症状，但是各有其特点，应注意区别

92. 孕妇为何易患感冒

孕妇为何易患感冒

消耗增多、压力增加等

血流量增加，激素分泌旺盛，
体温升高易出汗，流汗后感觉冷，
身体温差较大

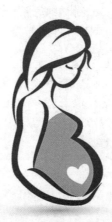

孕妇易患感冒的原因	在体内孕育一个新生命，要比从前消耗更多热能所以妊娠时会因身体容易疲劳、有贫血倾向、营养不均、压力增加导致抵抗力下降，而易患感冒
	此外，怀孕时血液量增加，激素分泌旺盛，体温随之升高而变得容易出汗，流汗后会使身体感觉寒冷，而且怀孕期间腰部以下血液循环不良，特别容易导致下半身着凉。如此一来，身体经历急剧的温差变化，便容易患感冒
结语	孕妇是最容易感冒的，根据统计，大多数孕妇在怀孕期间至少会经历一次感冒

93. 孕妇感冒对胎儿会有哪些影响

孕妇感冒对胎儿的影响	孕妇患感冒，对胎儿主要有两方面影响	一是病毒进入血液，透过胎盘屏障直接影响胎儿发育。如风疹病毒、水痘病毒、带状疱疹病毒可能导致先天性心脏病以及兔唇、脑积水、无脑和小头畸形等；风疹病毒还会引起先天性白内障和耳聋，易致流产、早产和死产
		二是感冒时高热和代谢紊乱产生的毒素间接影响胎儿发育，对胎儿神经系统的危害严重，使胎儿出生后智力低下，反应能力差。而且高热和毒素会刺激孕妇子宫收缩，使流产、死胎的发生率增高
	怀孕初期至中期感冒对胎儿的影响	渡过怀孕初期后，感冒对胎儿的影响便没有那么严重，因为此时胎儿的发育已逐渐稳定，但若是严重的感冒，即使在怀孕中期以后，长时间持续高烧且缺乏食欲，也会妨碍胎儿在子宫内的发育
	怀孕末期感冒对胎儿的影响	极端剧烈的咳嗽容易引起早期破水，甚至造成早产
结语		一般而言，孕妇感冒了，感冒病毒会通过胎盘侵入胎儿体内，宝宝也会随着妈妈而感冒。怀孕前 3 个月（12 周以内）是胎儿形成期，最易受影响，越是早期感染病毒，发生胎儿畸形的可能性就越大。了解了感冒可能产生的不利后果后，孕妇一定会忧心，但不表示怀孕期间感冒一定会与这些可怕的后果联系在一起。感冒症状有强弱差异，而且人体自身拥有强大的抵抗力，注意预防感冒，合理治疗，即使怀孕期间感冒了，也不必特别紧张和担心。虽然作为孕妇，要考虑的因素比较多，包括药物对胎儿的影响等，但只要我们了解诱发感冒的原因以及治疗感冒的方法，感冒则不会那么可怕了

94. 孕产妇感冒常会发生哪些并发症

孕产妇感冒常见的并发症	孕妇患感冒后，直接的影响：病毒可通过胎盘进入胎儿体内，有可能导致胎儿发生先天性心脏病、兔唇、脑积水、无脑或小头畸形等，尤其在妊娠3～9周时发生感冒，更容易引起胎儿先天性神经管缺损。间接的影响：由于病毒的毒素及高热刺激孕妇子宫收缩，可导致流产、早产，新生儿的死亡率也会增高。一般而言，轻型感冒很少引起流产和死胎，但严重感冒的流产率可达100%
	孕妇感冒并发肺炎的特点是，病情多易加重，由于呼吸困难及缺气对胎儿影响较大，容易发生流产和早产。另外，由于孕妇的抵抗力降低，细菌易沿着淋巴管和血液循环播散入胸膜、心包和心内膜，可引起脓胸、心包炎、心内膜炎等并发症
	产妇由于产后出血，身体虚弱，抵抗力低，如果感冒治疗不当或者不及时，其并发症的发生率较普通人会更高些，症状也会更重些，需引起高度重视
结语	凡是感冒容易发生的并发症（见症状篇），孕妇和产妇都可能发生。除了这些，由于孕产妇的特殊性，还需要警惕一些其他的不良反应

95. 老年人患感冒都有哪些特点

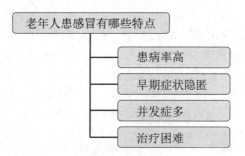

老年人患感冒有哪些特点
- 患病率高
- 早期症状隐匿
- 并发症多
- 治疗困难

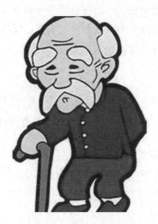

老年人患感冒具有的特点	患病率高	老年人随着年龄的增长容易患感冒，其御寒能力、抵抗力下降，机体适应能力差，每遇天气变化，极易诱发感冒
	早期症状隐匿	部分老年人感冒后，尤其是在感冒初期，症状常不明显，仅有轻度头痛、乏力、鼻塞、不适等，发热不明显或体温正常。由于症状轻、缺乏特异性，往往不被重视，易延误就诊
	并发症多	老年人由于身体组织器官的老化和生理功能的衰退，会因感冒而并发支气管炎、肺炎；严重者则会出现原有肺部疾病急性发作而使病情加重，甚至继发肺气肿、肺心病；心脏病患者会使原有的心脏病恶化，进而诱发心绞痛、心功能不全等；另外，脑血管疾病、慢性肾脏疾病和糖尿病等也会出现原有病情加重情况。这些并发症的发生，尤其是心、肺功能不全，常因此诱发心力衰竭或呼吸衰竭而危及生命

续表

老年人患感冒具有的特点	治疗困难	老年患者自身免疫力低，对各种病原体抵抗力弱，病原体难以被局限、消灭，病程常迁延。由于老年人心、肺、肝、肾功能欠佳和合并症多，治疗复杂，临床用药受到许多限制，如输液不能过多、过快，考虑所用药对肝、肾功能损害因素等。这些均会对治疗效果产生不利的影响
结语	老年人为易感冒人群，应早发现早治疗	

96. 老年性肺炎与感冒有何关系

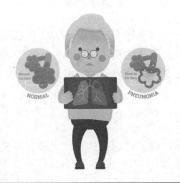

老年性肺炎与感冒的关系	黏膜屏障会降低或失去作用	感冒后上呼吸道的黏膜屏障会降低或失去作用，所以病菌突破屏障长驱直入至肺，引起肺炎，而随着年龄的增长，机体的老化，老年人的上呼吸道黏膜屏障比年轻人要薄弱很多，病菌容易入侵
	老年人往往会有慢性气管炎、鼻炎、咽喉炎、牙周炎等慢性病	这些疾病可以造成呼吸道长期存在定植的病菌，它们是呼吸道感染的隐患，一旦感冒后身体抵抗力下降，这些病菌就比之前生长旺盛，可加剧肺炎的产生
结语	所以，老年人如果出现咽痛、鼻塞、咳嗽等感冒症状，千万不可以大意，要及时治疗，防止细菌侵入肺部发展成肺炎，一旦出现肺炎应到医院进行正规治疗。另外，如果老年人同时出现其他不适，如食欲不佳、发热、咳嗽、胸痛、心悸、气短、疲乏无力等，这些症状很可能预示病情的加重，应及时去诊治，以免延误治疗	

97. 老年人流行性感冒有何特点

老年人流行性感冒的特点	有基础疾病的老年人	有基础疾病的老年人患流行性感冒后可能不出现急性中毒症状，而仅表现为神志淡漠、嗜睡、不思饮食等
	有慢性阻塞性肺疾病的老年人	慢性阻塞性肺疾病也就是俗话所说的"老慢支"。患这类疾病患者由于呼吸道黏膜的纤毛清除功能比较差，局部的免疫功能低下，一旦吸入流感病毒就容易使原发疾病加重，表现为咳嗽、咳痰、痰量增加、痰的性状改变，呼吸困难加重，严重的患者可以出现紫绀、Ⅱ型呼吸衰竭，甚至出现"肺性脑病"，患者会出现嗜睡，甚至昏迷，有的患者可能还需要插管用呼吸机辅助呼吸
	多脏器的功能衰竭	比如肺源性心脏病、上消化道出血、肾功能衰竭等，危重还可能会引起死亡。有其他基础疾病的患者患流行性感冒可以导致原发病的加重，如果患者的免疫功能低下，在感染流感病毒后可以合并细菌的感染，使全身的中毒症状更加严重，呼吸道症状也会加剧
结语		对于老年人，流行性感冒的症状是非常不典型的，需要密切观察并及时就诊

98. 为什么要特别重视老年人感冒

应重视老年人感冒	老年人的呼吸道防御功能减退	随着人们年龄的增加，全身许多脏器功能逐渐衰退，身体抵抗力下降，老年人容易受各种致病因素影响。其中，感冒对老年人危害性很大，特别是流感对老年人的健康危害更大。由于老年人的呼吸道防御功能减退，而且抵抗寒冷的能力也较差，往往一不小心受凉就可能患上感冒，而普通感冒也常因不容易控制难好转，进一步引发支气管炎、肺炎、鼻窦炎、中耳炎等。经常感冒，会导致支气管炎反复发作，久而久之，长期咳嗽咳痰，气喘加重，就可能形成慢性支气管炎
	感冒会加重基础疾病病情	老年人常患有高血压、心脏病、肺气肿、糖尿病等慢性基础疾病，感冒往往会加重病情，容易导致慢性疾病急性加重而造成意外死亡
结语		对老年人感冒要有足够的重视，千万不可以麻痹大意、掉以轻心

99. 老年人感冒常见的并发症有哪些

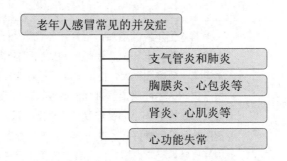

由于老年人各器官功能日趋减退，故一旦感冒，更容易出现并发症，若不及时治疗可引起更严重的病变，甚至危及生命。

常见并发症	支气管炎和肺炎	老年人感冒常出现支气管炎和肺炎，有些老年人感冒初期就有剧烈的咳嗽、咳痰等急性支气管炎症状，继而咳出黄绿色脓痰，继发细菌感染而致肺炎；也可能转变为慢性咳嗽、咳痰，病情顽固，可伴有气急气喘，引起慢性支气管炎
	胸膜炎、心包炎等	感冒病毒感染可以通过血液循环波及全身，继发细菌感染引起败血症而导致全身各种化脓性病灶，如胸膜炎、心包炎、骨髓炎、肝脓肿等
	肾炎、心肌炎等	由于感染可引起机体免疫系统失去平衡，诱发变态反应，并发急性肾炎、心肌炎等
	心功能失常	感冒可以使机体代谢加快，加剧心脏的负担，引起心律失常，甚至心力衰竭等
结语		以上这些都是比较常见、严重的并发症，它们都会在肉体上、精神上、经济上给老年人及其家庭带来不可避免的沉重负担。老年人感冒后也不必过于忧虑和担心，但必须强调：感冒虽是常见病，但老年人患感冒万不可轻率对待，应该注意休息，及时治疗，认真按医生的要求服药，早日获得康复

100. 导致儿童感冒的主要因素是什么

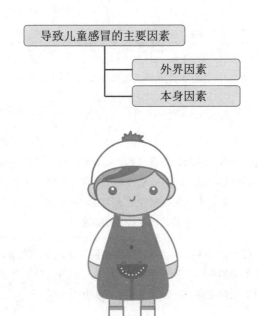

导致儿童感冒的主要因素	外界因素	外界环境不利，即外因，可致使孩子免疫力下降，易患感冒。如：室内通风不良时，氧气相对不足；室内过热和干燥，造成儿童呼吸道黏膜防御功能下降；昼夜温差大时，儿童穿衣服没有调节好，可因受寒而着凉或活动后出汗过多而受凉；缺少户外活动，致钙吸收障碍；儿童睡眠时，室内空气对流，尤其头、脚容易受凉；喝大量饮料，较多食用巧克力、糖、肉类等
	本身因素	本身因素，即内因，主要是因为免疫功能缺陷易引起反复感染，免疫功能缺陷分为先天性和后天性免疫功能缺陷。先天性免疫功能缺陷是指孩子出生时就患有的疾病，对病原体缺乏抵抗力，易感性增高而反复出现严重感染，要及早检查免疫功能。后天性免疫功能缺陷是指由于出生后种种原因，导致免疫力减弱，易感性增高，如缺钙、缺锌、缺铁等
	结语	因此，如孩子易患感冒，应及早到医院检查，看是否存在内因，并给予积极治疗；同时合理改善孩子的生活环境，养成良好的生活习惯，以提高机体免疫力

101. 儿童为什么会反复发生呼吸道感染

反复呼吸道感染诊断标准	0～2 岁	上呼吸道感染每年 7 次，下呼吸道感染每年 3 次
	3～5 岁	上呼吸道感染每年 6 次，下呼吸道感染每年 2 次
	6～12 岁	上呼吸道感染每年 5 次，下呼吸道感染每年 2 次
儿童反复发生呼吸道感染的原因		由于儿童正处在生长发育过程之中，与抗御病原微生物侵入密切相关的免疫系统和呼吸系统尚未发育成熟，对外界环境变化的适应能力差，呼吸道短小、黏膜分泌不足、纤毛运动力差、免疫功能低下等致使儿童比成人容易发生呼吸道感染，而且感染常较成人为重。在家庭中常可见到成人患感冒，较大儿童为气管炎，而婴儿发生肺炎的现象
结语		儿童在一年中患几次急性呼吸道感染完全是正常现象，一般 5 岁以下的小儿每年平均患急性呼吸道感染 4～8 次。但有些孩子患病的次数过于频繁，每月患 1 次甚至几次呼吸道感染，这就属于病态了

102. 儿童呼吸道感染反复发作与哪些因素有关

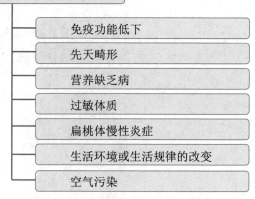

儿童反复呼吸道感染的原因	免疫功能低下	人体抵抗呼吸道感染有体液免疫功能（各种抗体）和细胞免疫功能，儿童的免疫功能低下易发生呼吸道感染
	先天畸形	尤其是患有先天性心脏病、先天愚型、唇腭裂的婴幼儿
	营养缺乏病	如营养不良、贫血、佝偻病、锌缺乏症、维生素 A 缺乏症等
	过敏体质	如哮喘症、过敏性鼻炎、过敏性皮炎
	扁桃体慢性炎症	扁桃体隐性肿大、充血，细菌、病毒等易于存留和侵犯扁桃体，引起反复呼吸道感染和反复发烧
	生活环境或生活规律的改变	如入托综合征
	空气污染	由于环境中的有害物质（如有毒烟雾、粉尘等）诱发呼吸道感染
结语	患儿机体免疫力低下为主要致病因素	

103. 儿童感冒时出现腹痛是什么原因

儿童感冒时出现腹痛是什么原因

胃肠功能紊乱

并发肠系膜淋巴结炎

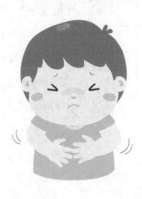

儿童感冒时腹痛的原因	腹痛往往在感冒的早期出现，疼痛可轻可重，一般在脐周或右下腹，为阵发性或持续性，无明显压痛，这是因为感冒引起了胃肠功能紊乱，肠蠕动增强所致肠痉挛，这种腹痛常伴有恶心、呕吐，少数儿童还有轻度腹泻
	腹痛的另一个原因是感冒并发肠系膜淋巴结炎，如急性扁桃体炎时肠系膜淋巴结也同时发生炎症。典型症状为腹痛、发烧、呕吐，有时出现腹泻或便秘。腹痛可发生在任何部位，因主要病变常为回肠末端的一组淋巴结肿、充血，故以右下腹痛多见，常易误诊为阑尾炎
结语	儿童感冒时除发烧、流涕、咽痛、头痛、咳嗽外，常有腹痛，这是儿童感冒的一个特点

104. 为何儿童感冒能引起颈椎脱位

儿童感冒易引起颈椎脱位	颈椎的解剖结构	颈部与颅骨相连的第一颈椎又叫为寰椎，紧靠下面的第二颈椎叫枢椎，它们均为环形，头部旋转（如摇头）功能的 90% 是由它们完成的，因此，它的稳定性较差。寰枢椎关节与咽部仅"一墙之隔"，感冒时咽后壁的炎症可能波及寰枢椎关节，使椎骨充血脱钙，韧带和关节囊松弛，关节的稳定性受到一定的影响。而小儿个个都是"大头宝宝"，头部在身体中所占比例较成人大，颈部肌肉又比较薄弱。因此，他们颈椎稳定性就比大人要差得多。这是儿童患感冒可能并发颈椎脱位的重要原因
	3～10 岁的儿童感冒后颈椎脱位	对于 3～10 岁的儿童发生重感冒后，突然感到颈部疼痛时应高度警惕是否发生了颈椎脱位。颈椎脱位特征表现为颈部活动受限，出现特殊的斜颈畸形，即头向一侧倾斜约 20°，并轻度屈曲，头部姿势就像一个人在认真的倾听别人说话
	颈椎脱位后应采取措施	如果发生脱位，应尽快控制感染，采用颈部关节吊带牵引，使其逐渐复位，复位以后还需用石膏固定一段时间。千万不可当作一般扭伤、落枕等来处理，更不要随意推拿、按揉，以免引起脊髓损伤，产生严重后果。当然，第一、二颈椎椎孔较大，脊髓有回旋余地，一般不会发生神经压迫症状，且早期治疗效果较好，家长也不必紧张
	如何预防颈椎脱位	平时生活中，希望家长注意给孩子加强营养，以增强机体抵抗力，预防感冒，感冒期间要保护好孩子的颈部，不要用高枕头，更不能有打孩子耳光、揪耳朵等粗暴行为
结语		感冒后诱发颈椎脱位的不在少数，尤其是 3～10 岁的小儿感冒时或 1 周后发生颈椎脱位较常见

105. 如何提高儿童免疫力以避免反复感冒

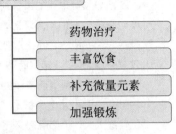

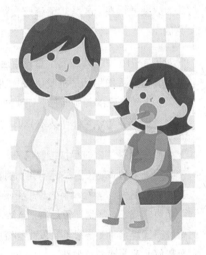

提高儿童免疫力的方法	
	有针对性地进行药物治疗
	让孩子饮食丰富，不要偏食，尤其要吃些蛋白质含量高的食物
	要补充微量元素，多吃富含维生素 A 的食物，如胡萝卜、小白菜、菠菜、韭菜、动物肝脏和蛋黄等，同时还应多吃富含锌的食物，如鱼、蛋、肝、豆等
	让孩子加强锻炼。家长应让孩子每天做些户外运动，多晒太阳，以增强孩子抵御寒冷的能力

结语	孩子反复感冒，究其原因主要与孩子的自身免疫力有关，此外，环境因素和身体缺少锌等微量元素也是原因之一。 　　天气刚转冷孩子就感冒了，则痊愈几天，有个风吹草动的，又病倒了。医生提醒家长，如果孩子在短期内患呼吸道疾病 3 次以上或在一个冬季感冒 3 次以上，就要考虑带孩子检查一下免疫力。检查免疫力就是通过抽血化验的方法，主要检查细胞免疫和体液免疫两个指标，如果均低于标准值，就属于免疫功能低下，需要在医生的指导下用药物治疗，切不可自己随意给孩子用增强免疫力的药物

106. 儿童感冒为什么会引起急性喉炎

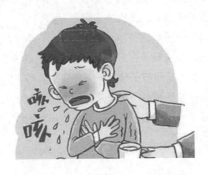

儿童感冒引起的急性喉炎	儿童急性喉炎：常见于 6 个月～4 岁小儿	由于小儿喉部软骨尚未发育成熟，比较柔软，喉腔比较狭小，黏膜组织松弛，咽喉部黏膜淋巴管丰富，发炎后易充血、肿胀，引起喉阻塞。由于小儿咳嗽时排除喉部及下呼吸道分泌物的能力较差，分泌物阻塞气道，易发生呼吸困难
	小儿急性喉炎起病急，常在夜间发病	当喉部的炎症侵入声门下区时便发出"空空"样咳嗽，这是一种特殊的声音，医学上称之为"犬吠样"咳嗽。儿童患急性喉炎后，喉黏膜充血、肿胀，声带充血，声门下黏膜肿胀，使声带闭合欠佳，造成声音嘶哑，病情较重者还会出现吸气时一阵阵哨样尖叫声（医学上称为喉鸣音）和呼吸困难，有时肋间隙也出现吸气时凹陷，严重的患者鼻周围发绀或苍白，指甲发绀，出现呼吸循环衰竭
	对发生急性喉炎的患儿应采取的治疗方法	家长首先要减少孩子哭闹，以免加重呼吸困难，对于特别烦躁的孩子也可给予少量镇静剂，小儿急性喉炎的治疗关键是要足量应用抗生素和激素，以消除炎症和喉部水肿；如果患儿出汗较多，体内脱水，应静脉补液。也可行雾化吸入疗法，把药液直接喷在咽喉部，效果更快、更好。对于重度呼吸困难的患儿必要时应行气管切开术
结语		急性喉炎通常由病毒或细菌感染引起，常常发生于感冒之后。在初冬季节，儿童急性喉炎的发病率很高。喉炎发病急，而且病情发展很快，因此被列为具有一定危险的急症之一

107. 儿童感冒为什么会并发脑炎

儿童感冒与并发脑炎	病毒性脑炎是指由病毒感染引起的脑实质炎症	春夏之交，天气变化大，病毒活跃，容易引起儿童呼吸道感染，病毒便随全身血液循环到达脑部，若引起脑实质炎症，就会发展为病毒性脑炎。常表现为发热、头痛、抽搐、意识障碍和脑膜刺激症状等
	儿童感冒一定会发展为病毒性脑炎吗	不是的。病毒性脑炎的发病与年龄、机体免疫力、季节密切相关。儿童因免疫系统和血脑屏障发育尚未成熟，病毒容易在体内增殖并进入脑实质，引发脑炎，特别是当病毒较强，而儿童体质较弱时。正常成人由于大脑有血脑屏障的保护，病毒很难进入脑实质，所以不容易发生病毒性脑炎；但是当一个人过度疲劳、精神紧张、营养状态不良时，可导致机体免疫力低下，容易发生病毒性脑炎
	病毒性脑炎早期发病症状	跟感冒差不多，患儿会出现发热、全身酸痛、食欲差等症状，随着病情发展，会出现嗜睡、抽搐等神经系统表现，还可能出现浅昏迷、过度兴奋等情绪行为的改变
	小儿病毒性脑炎目前在临床上尚无特效的治疗药物	主要以对症治疗和支持疗法为主，大部分患儿经及时治疗后可无生命危险，但病情较重的患儿由于脑组织损伤可留有不同程度的后遗症，如肢体瘫痪、运动障碍、肌痉挛等，影响孩子日后的学习和生存质量
结语	孩子患感冒或上呼吸道感染，家长切莫忽视，一定要密切观察孩子的症状，一旦有异常应立即就诊，在病情较轻时越早治疗，发生脑部损伤与留下后遗症的可能性就越小	

108. 感冒在日常生活中是如何传播的

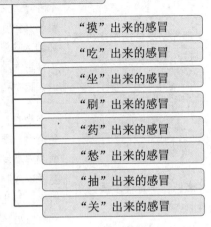

感冒在日常生活中是如何传播的
"摸"出来的感冒
"吃"出来的感冒
"坐"出来的感冒
"刷"出来的感冒
"药"出来的感冒
"愁"出来的感冒
"抽"出来的感冒
"关"出来的感冒

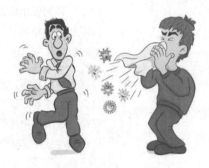

感冒是怎样传播的	"摸"出来的感冒	感冒病毒在手帕上能存活1小时左右,而手的温度很适宜病毒的存活,可长达70小时,感冒患者擤鼻涕或打喷嚏时将病毒黏到手上,再通过手把病毒转移到人们经常接触的地方,如门把手、桌椅、电话机等处,健康人接触这些感染了感冒病毒的手或物品,极易感染
	"吃"出来的感冒	很多国内外的研究表明,不良的饮食习惯与感冒关系密切。过多高盐饮食,可导致唾液分泌减少,使口腔黏膜水肿、充血、病毒增多,易使感冒病毒乘虚而入,最终导致感冒等上呼吸道感染。过多高糖饮食,可消耗体内水分和维生素等营养物质,引起口干舌燥,使免疫力低下,进而诱发感冒。过多高脂肪饮食,如奶油、肉类、肉汤等可降低机体的免疫细胞抗病毒能力,引起感冒。为预防感冒,应远离高盐、高糖、高脂肪的"三高"饮食

续表

感冒是怎样传播的	"坐"出来的感冒	临床观察发现，长期久坐和活动较少的人，患感冒的概率比正常人要高 2~3 倍。据报道，某一岛国唯一的电视塔不能正常工作时，该国各医院儿童感冒的就诊率大幅度下降，经调查研究发现，这是由于过去孩子常整天围着电视机，活动极少，而现在又回到大自然进行户外活动恢复了对感冒病毒的抵抗力
	"刷"出来的感冒	有些牙刷用筒密封，牙刷经常处于潮湿状态，病菌容易滋生繁殖。感冒久治不愈的人除了个人体质较弱、抵抗力较差之外，还可能是因为刷牙造成牙龈伤口而反复感染病毒
	"药"出来的感冒	药理实验和临床研究表明，滥服药物可导致感冒。因为许多药物，特别是磺胺类、抗生素、抗结核药、抗癌药，甚至解热镇痛药（如扑热息痛）等对机体免疫系统都有不同程度的抑制作用，经常服用这类药物可降低人体的抗病毒能力，从而易诱发感冒
	"愁"出来的感冒	俗话说"愁一愁，白了头"，说明忧愁对人体的影响。多愁善感的人免疫功能容易降低，杀伤病原微生物能力减弱，干扰素水平下降，相应呼吸道防御功能减退，使感冒病毒有机可乘。据国外科研资料统计，经常忧虑或常常发愁的人比开朗者患感冒的概率高 3~5 倍
	"抽"出来的感冒	抽烟有害健康，尤其易损害呼吸系统的器官，长期吸烟还影响内分泌系统及全身的新陈代谢，因而抑制机体免疫功能，易诱发感冒
	"关"出来的感冒	保证室内良好的空气清洁是防止感冒的关键，在门窗紧闭时，室内没有一氧化碳等污染源的情况下，室内空气也会随人数的增加和时间的延长而受到污染。常开窗，人体排出的废气及屋里的烟雾可以随流通的空气飘走，有利于预防感冒
结语	感冒属上呼吸道感染，通过飞沫传播和直接接触传播	

109. 流行性感冒的传播需具备哪些条件

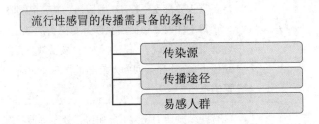

流行性感冒的传播条件	传染源	流行性感冒的传染源是流行性感冒患者和隐性感染者
	传播途径	通过空气飞沫和直接接触传播
	易感人群	流行性感冒的易感人群是任何人
结语		只要阻断传播条件中任何一个环节，流行性感冒就无法传播。如在发现流行性感冒小范围流行后，以最快的速度将患者隔离；对患者用过的餐具、玩具等用品及周围环境进行消毒，以切断传播途径；通过锻炼、注射流感疫苗、服用抗病毒药物来增强机体抵抗力和预防感染，保护易感人群等，防患于未然，则可以防止流行性感冒大范围，甚至在全球蔓延，尽可能将经济损失、社会损失降到最低程度

110. 流感病毒是如何进行传播的

流感病毒是如何进行传播的

流感病毒主要通过空气飞沫和直接接触传播

当人体抵抗力低下时

新的流感患者将病毒排放到空气中，被另外的人群吸入

流感病毒的传播	流感病毒主要通过空气飞沫和直接接触传播，打喷嚏和咳嗽时喷出的飞沫含大量的流感病毒，这些飞沫在空气中迅速散开，健康人一旦吸入就有可能被感染
	当人体抵抗力低下时，如受凉、过度劳累，健康人通过呼吸吸入体内的流感病毒就在人体内作祟，使人发病，出现打喷嚏、咳嗽等症状
	新的流感患者又将病毒排放到空气中，被另外的人群吸入，如此发展为大量人患病，尤其是集体单位，如学校、军队、办公室、幼儿园等人群集中的地方，更容易出现流感的流行
结语	一旦发现流感患者，需要立即隔离、切断传播途径，以免引起流感的大流行。随着科学研究的深入，我们还发现流感新的传播途径，所以在日常生活当中，应该注意饮食卫生，不喝生水，不吃未熟的肉类及蛋类等食品，要勤洗手，养成良好的个人卫生习惯；要加强锻炼，提高机体的抵抗力；同时也要掌握一些科普知识，提高对流感的认识，远离流感

111. 流行性感冒都有哪些流行特点

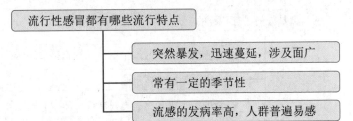

流行性感冒的流行特点	1. 突然暴发，迅速蔓延，涉及面广
	2. 常有一定的季节性
	3. 流行性感冒的发病率高，人群普遍易感
结语	流行性感冒之所以能在短时间内迅速蔓延，引起某个地区大量人群发病，导致在医院因上呼吸道感染就诊的患者突然明显增多，与流行性感冒潜伏期短、可通过飞沫和接触传播、病毒变异很快密切相关，而且人口越密集，流行速度越快，范围越大

112. 流行性感冒的潜伏期有多长

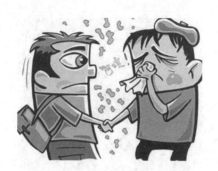

流行性感冒的潜伏期	流行性感冒潜伏期短，1～3 天，最短数小时
	如果在流行性感冒期间，尤其在接触患者 1～3 天内发病，应怀疑有感染流感病毒的可能，需及时请医生做进一步检查，包括血常规、胸部 X 线、呼吸道分泌物和血清检查
结语	流行性感冒潜伏期 1～3 天，可短至 6 小时，长至 4 天

113. 流感病毒是如何侵入机体致病的

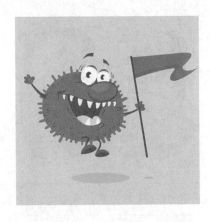

流感病毒 侵入机体 的机制	流感病毒是正黏病毒科的一种，流感病毒颗粒多呈球形，由外膜和包围于其中的核衣壳组成。 　　外膜的主要成分是脂质，其内表面为一层作为基质的蛋白质，外表面有血凝素（HA）和神经氨酸酶（NA）两种糖蛋白突起，这些糖蛋白突起是流感病毒抗原结构的主要成分，二者都具有重要的作用。 　　血凝素突起的作用是帮助病毒吸附到宿主细胞（被侵染细胞）的细胞膜上，并进一步侵入细胞，它是病毒致病的重要因素。不同毒株和亚型的流感病毒感染性不同，就是因为它们会有各自不同的 HA 糖蛋白突起。HA 抗原在人体内可以激发机体有针对性地产生特异性 HA 的抗体
	神经氨酸酶突起的作用是促使被感染的细胞释放新产生的病毒颗粒，是流感病毒继续扩散和繁殖必不可少的。它的作用机制是通过抑制呼吸道上皮细胞的黏液分泌，使病毒更易于黏附在宿主细胞膜上。与 HA 一样，NA 也是一个重要的流感病毒抗原，不同毒株和亚型的流感病毒也会有各自不同的 NA 糖蛋白突起（结构和抗原特性的不同）。但是，NA 的变异程度较小
结语	流感病毒吸附于宿主细胞表面后，启动了病毒包膜与细胞膜的融合过程，病毒对宿主细胞膜实现穿入，然后经胞饮作用，以囊泡形式进入宿主细胞质内

114. 引起甲型 H1N1 流感的病毒是什么

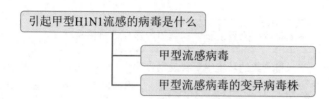

甲型流感病毒与其变异病毒株	甲型流感病毒	有一层脂质囊膜，膜上有蛋白质，根据外膜血凝素（H）和神经氨酸酶（N）蛋白抗原性的不同，目前可分为 16 个 H 亚型（H1～H16）和 9 个 N 亚型（N1～N9）。其中血凝素的可变性非常大，血凝素的不同亚型与神经氨酸酶的不同亚型组合会产生更多的病毒亚型，而这些亚型，还可以不断变异出更多的病毒株。所以，即使以前感染过甲型流感病毒产生了保护抗体，人类的保护性抗体对新变异的病毒株抗原就无法识别和清除。一旦流感流行发病率就会很高，而且易感发病
	甲型流感病毒的变异病毒株	甲型流感病毒的变异是一个量变到质变的过程，因此流感的流行也有一定的周期性。根据病毒变异的规律一般十年左右出现一次大变异，导致流感的大流行，而 2～4 年有一次小变异，会造成全球各地不断发生局部范围的暴发流行
结语		甲型 H1N1 流感病毒是 A 型流感病毒，携带有 H1N1 亚型猪流感病毒毒株，包含有禽流感、猪流感和人流感三种流感病毒的核糖核酸基因片段

115. 甲型 H1N1 流感的群间传播有哪些

甲型 H1N1 流 感的群间 传播	主要是以感染者的咳嗽和喷嚏为媒介进行传播
	在人群密集的环境中更容易发生感染，而越来越多证据显示，微量病毒可留存在桌面、电话机或其他平面上，再通过手指与眼、鼻、口的接触来传播
	尽量不要与他人身体接触，包括握手、亲吻、共餐等
	如果接触带有甲型 H1N1 流感病毒的物品，而后又触碰自己的鼻子和口腔，也会被感染
	感染者有可能在出现症状前感染其他人，他人感染后一般在一周，或一周多后发病。小孩的传染性会久一些
结语	人群密集的环境易发生感染，免疫力低下者如儿童、老年人、放化疗患者等均为易感人群

116. 流行性感冒的易感人群有哪些

> 流行性感冒的易感人群
>> 老人、儿童和有慢性疾病者

任何人都可能患流行性感冒，但健康的年轻人，机体抵抗力强，患流行性感冒的几率比较小。

流行性感冒的易感人群	老人、儿童和有慢性疾病者，如心脏病、糖尿病、慢性支气管炎、哮喘患者等，机体的抵抗力差，比较容易患流行性感冒
	慢性支气管炎患者，多是老年男性，有长期吸烟史，由于香烟中的有害成分会引发呼吸道产生慢性炎症，破坏呼吸道的天然免疫屏障，呼吸道上皮细胞更容易受病原体的侵入和破坏，如流感病毒
	慢性支气管炎患者一旦感染了流感病毒，引起咳嗽、咳痰和呼吸困难的程度会比其他人严重，而且病情进展快，甚至会引起通气和换气功能下降，导致机体缺氧和二氧化碳不能正常呼出，从而破坏机体正常的生理平衡，即"Ⅱ型呼吸衰竭"。呼吸衰竭，如果通过药物治疗不能改善，常需要用呼吸机帮助患者通气来纠正机体失衡，即使这样，有的患者也可能因此而失去生命
结语	我们在生活中经常会发现，邻居家的老年人在冬季就是因为"感冒"住院或死亡，在冬春流感流行的季节中，老年人死亡率远远高于流感的非流行季节，可见流行性感冒虽然是一个常见和多发病，但千万不可"不以为然"，特别是家中有年老体弱的老年人或婴幼儿、孕妇，应加倍小心，一定要做好预防措施，如果怀疑感染了流感病毒，要及时就诊、及时治疗以争取改善预后

117. 哪些人群患流感较易发展为重症病例

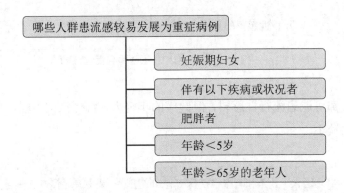

哪些人群患流感较易发展为重症病例	1. 妊娠期妇女	
	2. 伴有以下疾病或状况者	慢性呼吸系统疾病、心血管系统疾病（高血压除外）、肾病、肝病、血液系统疾病、神经系统及神经肌肉疾病、代谢及内分泌系统疾病、免疫功能抑制（包括应用免疫抑制剂或 HIV 感染等致免疫功能低下）、19 岁以下长期服用阿司匹林者
	3. 肥胖者	
	4. 年龄＜5 岁	
	5. 年龄≥65 岁的老年人	
结语	以上人群均需注意流感的预防，一旦确诊应及时就医	

118. 人禽流感的易感人群有哪些

人禽流感	禽流感病毒	是一种流感病毒，一般情况下，禽流感病毒并不容易使人发病，人类对该病毒也并不易感，但由于病毒出现变异后形成高致病性禽流感病毒，可以由病禽感染人类
	易感人群	从目前人禽流感患病的流行病学资料看，任何年龄都可以感染人禽流感，以 13 岁以下的儿童居多，且病情也相对严重，所以儿童是易感人群
		由于禽流感病毒主要经呼吸道传播，通过密切接触感染禽类及其分泌物、排泄物，受病毒污染的水等，以及直接接触病毒毒株被感染，因此与不明原因病死家禽或感染、疑似感染禽流感家禽密切接触人员为高危人群，也容易患人禽流感
	人类是如何被传染上人禽流感的	人禽流感，其实也属于流行性感冒，是由于禽类甲型流感病毒的某些亚型毒株跨越了种族界限，引起了人类和禽类共患的急性呼吸道传染病。感染人的禽流感病毒亚型主要为 H5N1、H9N2、H7N7，其中感染 H5N1 的患者病情最重，病死率高。目前研究发现，人禽流感主要是由禽类传染给人类，传染源主要为患禽流感或携带禽流感病毒的鸡、鸭、鹅等家禽，传播途径主要经呼吸道传播，另外，通过密切接触感染的禽类及其分泌物、排泄物，受病毒污染的水等，以及直接接触病毒毒株都可能被感染
结语		人禽流感是否可以通过消化道传播还未完全明确，所以在购买和使用禽类时还是需要谨慎，一定要购买经过严格检疫的、非来自疫区的禽类，而且要有良好的饮食习惯，在食用时务必要煮熟，以防人禽流感病毒"从口而入"

119. 人禽流感会在人与人之间传播吗

人禽流感的传播	从理论上讲，人感染禽流感病毒，一旦病毒基因发生重组结合，就可能产生一种全新的流感病毒亚型，成为一种更致命的病毒。因为这种新病毒包含了足够多的人病毒基因，就可能造成人与人之间传播，而人类对它缺乏自然免疫力。幸运的是目前还未发现人禽流感在人与人之间传播的病例
	禽流感病毒更容易感染下呼吸道的肺泡细胞，而非位于上呼吸道的鼻腔和气管，因此不容易像人类流感病毒那样通过咳嗽和打喷嚏引起飞沫传播。但由于流感病毒极不稳定，变化难以预测，如果禽流感病毒变异出与人类流感病毒相似的"细胞进入通道"后，就可能在上呼吸道繁殖并通过咳嗽和打喷嚏传播，所以不能完全排除在人与人之传播导致大流行的可能
结语	目前，最重要防范措施是减少人暴露于受感染禽类的机会，快速发现禽流感疫情并迅速采取控制措施，从而减少禽流感病毒侵入人体与人的流感病毒发生基因重组导致变异的机会

120. 吃鸡肉会引起人禽流感吗

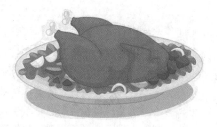

吃鸡肉会引起人禽流感吗	因禽流感病毒存在于患病禽类的口、鼻分泌物，粪便，血液及全身各组织器官中，所以，如果进食未经煮熟煮透的鸡肉或鸡血，而且该鸡未经过严格的检疫或来自疫情暴发区，如果鸡携带禽流感病毒是可能引起人类感染并发病的
	禽流感病毒对热比较敏感。65℃加热 30 分钟或煮沸 100℃加热 2 分钟以上可灭活
结语	注意避免买疫区的鸡，在食用时必须把鸡肉煮熟煮透，其中心部分需在100℃煮 2 分钟以上，这样就可以杀灭病毒以避免感染人禽流感

121. 为什么要对流感患者进行隔离观察

对流感患者隔离观察的原因	流行性感冒（流感）是急性呼吸道传染病	传染病都包括传染源、传播途径、易感人群等。在防治传染病中隔离传染源、切断传播途径、保护易感人群是常规的防范措施；流感的传染源主要为流感患者和隐性感染者，主要通过空气和飞沫传播，可能密切接触也是传播途径之一，而所有人对流感病毒普遍易感，新生儿对流感及其病毒的敏感性与成年人相同，老弱病残孕的人群可能由于机体抵抗力差更加易感或发病，而且这些人更容易出现并发症
	流感病毒变异极其迅速	流感病毒变异极其迅速，而人群对新的流感亚型都缺乏抗体，一旦有人发病就有可能引起大爆发，而家属成员有人感染后很容易将病毒传播给家中的老人与孩子等
	流感病毒容易相互传染	隔离传染源、切断传播途径在防治流感中尤为重要，中华医学会制定的《流行性感冒临床诊断和治疗指南》强调指出要隔离患者，因为在流感潜伏期末即有传染性，病初 2～3 天传染性最强。病毒存在于患者的鼻涕、口涎、痰液，并随咳嗽、喷嚏排出体外，而排出的病毒很容易被其他人群吸入或接触
结语		一定要将流感患者隔离，在流行期间对公共场所加强通风和空气消毒以免流感患者在人群中传播病毒引起不同程度的流行，这样既可以控制病例数，又可以降低由于流感流行对社会和经济造成的影响

诊断与治疗篇

122. 感冒可以自我诊断吗

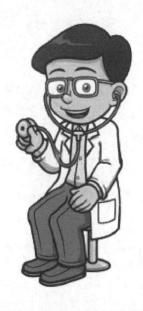

感冒发病情况	感冒一年四季均可以发生，但以冬春、夏末秋初两季发病为多，一般散在发生。老年人易患风寒感冒，青壮年患风热感冒多于风寒感冒；儿童多内热明显，且发病急，病情变化迅速，可因发热引起抽搐；妇女在月经期、孕期、哺乳期内，多因血虚体亏、免疫力下降而容易发生感冒
感冒症状	感冒多起病较慢，潜伏期3～5天。初期有咽干痛、喉痒、鼻塞、流鼻涕，1～2天后症状加重，出现声音嘶哑，全身不适，低热或无发热，有时可有便秘或腹泻
结语	感冒是最常见的上呼吸道病毒感染，根据发病情况和症状，可先做个自我诊断

123. 通常感冒需做哪些实验室检查

```
┌─────────────────────────────┐
│ 通常感冒需做哪些实验室检查 │
└─────────────────────────────┘
            ┌──────────────┐
         ├──│ 血常规检查   │
            └──────────────┘
            ┌──────────────┐
         ├──│ X线胸片检查  │
            └──────────────┘
            ┌──────────────┐
         └──│ 病毒分离     │
            └──────────────┘
```

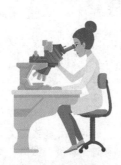

通常感冒需做哪些实验室检查	血常规检查	可见白细胞总数降低，嗜酸粒细胞消失，淋巴细胞相对增加。如合并细菌感染，则白细胞总数及中性粒细胞偏高
	X 线胸片检查	单纯流感胸片无异常，而肺炎型流感，胸片表现为双肺网格样影，肺纹理增粗紊乱；如流感合并肺炎，胸片可见斑片状渗出影或肺实变影
	病毒分离	早期可获得 70%的阳性结果，如分离到流感病毒，可确诊患了流感。一般于发病第 7 天即不能再获得阳性结果
结语		所以，血常规检查和 X 线胸片检查不但有助于明确诊断流感，更能判断是否为严重的肺炎型流感，并可排除并发症和其他症状相似的疾病，以此为依据，医生可对症下药。对重症流感或流感并发肺炎，及时进行积极的救治，可提高治愈率、减少死亡率

124. 感冒为何要做鼻咽部检查

```
┌─────────────────────────┐
│   感冒为何要做鼻咽部检查   │
└─────────────────────────┘
        │
        ├──────┤ 可鉴别是否单纯鼻炎 │
        │
        └──────┤ 可鉴别咽炎是否因鼻炎引起 │
```

感冒为何要做鼻咽部检查	可鉴别是否单纯鼻炎	春暖花开，冷暖交替频繁，是感冒的好发季节，也是鼻炎多发的季节。感冒亦可引起鼻炎，两者都有鼻塞、流涕、打喷嚏和头痛等不适表现。不少人因经常感冒或记忆力下降就诊，检查后才知道是患了鼻炎
	可鉴别咽炎是否因鼻炎引起	感冒着凉后出现咽干、喉痒、咳嗽、鼻塞、流黄鼻涕或水样鼻涕、打喷嚏、头痛等症状，通常认为这就是感冒症状，服用感冒药或消炎药治疗，但有的治疗效果不明显，其实这是鼻炎、咽炎在作怪。鼻、咽为呼吸道门户，鼻炎患者多伴有咽炎，咽炎又使鼻炎加重
结语		如出现有鼻塞、流涕、打喷嚏等感冒症状，应及时到正规医院做系统鼻咽部检查，不要仅仅认为是患了普通感冒

125. 感冒可并发哪些疾病

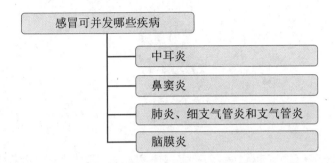

感冒如果治疗不及时，可能并发的疾病	中耳炎	如果发烧持续数天不退、耳朵痛，就必须考虑中耳炎
	鼻窦炎	流鼻涕的状况拖太久或鼻涕变浓变黄
	肺炎、细支气管炎和支气管炎	咳嗽越来越严重或痰液很多
	脑膜炎	感冒时，病菌由呼吸道经血液转移到脑部，会并发脑膜炎，此时有昏睡、活动力差，甚至意识不清、颈部变硬、抽搐等症状
结语		此外，有许多病毒感染，初期症状和感冒很类似，都是开始时会发烧、咽喉疼痛，还有咳嗽、流鼻涕等，接着才会出现特定的症状，如肠病毒、玫瑰疹、麻疹、水痘等，要注意鉴别

126. 急性鼻炎有哪些临床表现

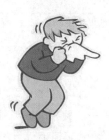

急性鼻炎临床表现	初期表现	急性鼻炎起病较急，初期有咽干、咽痒或烧灼感，发病同时或数小时后，可有喷嚏、鼻塞、流清水样鼻涕，2~3天后变稠，可伴咽痛
	症状	一般无发热及全身症状，或仅有低热、不适、轻度畏寒和头痛。专科检查可见鼻腔黏膜充血、水肿、有分泌物，咽部轻度充血
结语		多在1~2周内，各种症状渐减轻、消失。如合并细菌感染，则出现脓涕，病情延期不愈

127. 病毒性咽喉炎、支气管炎有哪些临床表现

临床表现	病毒性咽炎	临床特征为咽部发痒和灼热感，疼痛不持久，也不突出。当有咽下疼痛时，常提示有链球菌感染，咳嗽少见。流感病毒和腺病毒感染时可有发热和乏力。专科体检可见咽部明显充血和水肿，颌下淋巴结肿大且触痛
	病毒性喉炎	临床特征为声音嘶哑、讲话困难、咳嗽时疼痛，常有发热、咽炎或咳嗽，专科体检可见喉部水肿、充血，局部淋巴结轻度肿大和触痛，可闻及喘息声
	病毒性支气管炎	临床表现为咳嗽、无痰或痰呈黏液性，伴有发热和乏力。其他症状还可能有声音嘶哑、非胸膜性胸骨下疼痛。临床检查可闻及干性或湿性啰音，X 线胸片检查显示血管阴影增多、增强，但无肺浸润阴影
结语	根据病毒对上、下呼吸道感染的解剖部位不同引起的炎症反应，临床上可表现为咽炎、喉炎和支气管炎	

128. 疱疹性咽峡炎、咽结膜热有哪些临床表现

疱疹性咽峡炎、咽结膜热有哪些临床表现

疱疹性咽峡炎：咽痛、发热

咽结膜热：发热，咽痛、畏光、流泪，咽及结合膜充血

临床表现	疱疹性咽峡炎	表现为明显咽痛、发热，病程约 1 周。专科检查可见咽部充血，软腭、腭垂、咽及扁桃体表面有灰白色疱疹及浅表溃疡，周围有红晕。多于夏季发作，多见儿童，也偶见于成人
	咽结膜热	临床表现有发热，咽痛、畏光、流泪，咽及结合膜明显充血。病程 4～6 天，常发生于夏季，游泳中传播。以儿童多见
结语		由于儿童机体抵抗力低下，防御功能比较弱，常常有病毒和细菌侵入体内，从而产生一些症状。一些婴幼儿突然出现高热、流口水、不肯进食等情况，小一点的婴儿只会哭闹，使家长不知所措，大一点的儿童自己会讲述咽痛。遇上述情况应及时去医院就诊

129. 细菌性咽-扁桃体炎有哪些临床表现

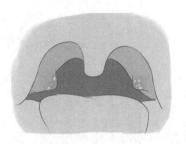

细菌性咽-扁桃体炎的临床表现	起病急，有明显咽痛、畏寒、发热，体温可达39℃以上
	专科检查可见咽部明显充血，扁桃体肿大、充血，表面有黄色点状渗出物，颌下淋巴结肿大、压痛，但肺部无异常体征
结语	细菌性咽-扁桃体炎多由溶血性链球菌引起，其次为由流感嗜血杆菌、肺炎球菌、葡萄球菌等引起

130. 感冒并发肺部疾患X线检查可有哪些变化

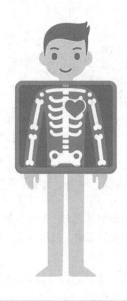

感冒并发肺部疾患X线检查可有哪些变化	支气管肺炎	支气管肺炎主要是肺泡内有炎性渗出，多沿支气管蔓延而侵犯小叶、肺段或大叶。X线征象可表现为非特异性小斑片状肺实质浸润阴影，以两肺下野、心膈角区及中内带较多。常见于婴幼儿。小斑片病灶可部分融合在一起成为大片状浸润影，甚至可类似节段或大叶肺炎的形态。若病变中出现较多的小圆形病灶时，就应考虑可能有化脓性感染存在
	肺不张和肺气肿征象	由于支气管内分泌物和肺炎的渗出物阻塞，可产生肺不张或肺气肿。在小儿肺炎中肺气肿是早期常见征象之一，在病程中出现泡性肺气肿及纵隔气肿的机会也比成人多见
	肺间质X线征象	婴儿的肺间质组织发育好，患支气管肺炎时，可出现肺间质X线征象。常见两肺中内带纹理增多、模糊或出现条状阴影，甚至聚集而成网形。这些间质的改变与两肺下野的肺过度充气而呈现明亮的肺气肿区域形成鲜明的对比。流感病毒肺炎、麻疹病毒肺炎、百日咳杆菌肺炎所引起的肺间质炎性的反应都可有这些X线征象

续表

感冒并发肺部疾患X线检查可有哪些变化	肺门X线征象	肺门周围局部的淋巴结大多数不肿大或仅呈现肺门阴影增深，甚至肺门周围浸润
	胸膜的X线征象	胸膜改变较少。有时可出现一侧或双侧胸膜炎或胸腔积液的现象。支气管炎：X线检查，肺部的支气管阴影增重而延长
结语		X线是一种带有能量的电磁波或辐射。胸部X线检查是最简单的一种，它可为心脏与左右肺之间的纵隔等器官的疾病提供详细的资料，因此在医院医疗和健康体检上常被广泛运用

131. 为什么孕前不宜进行 X 线检查

孕前不宜进行X线检查	X线是一种波长很短的电磁波，它能透过人体组织，使体液和组织细胞产生物理与生物化学改变，引起不同程度的损伤。不同X线的射线每次对人体照射的量虽然很小，但却很容易损伤人体内的生殖细胞和染色体
	女性在怀孕前一段时间内不宜接受X线照射。因为医用X线的照射能杀伤人体内的生殖细胞。因此，为避免X线对下一代的影响，接受X线透视的女性，尤其是腹部透视者，3个月后再怀孕较为安全。如果每月的月经较预定时间来得晚，怀疑"是否已怀孕"，而又有必要进行X线检查，此时一定要告诉医生有可能怀孕和自己有怀孕打算。医生会告诉孕妇可否进行X线检查。必须要做X线检查时，也要屏蔽腹部
结语	如果怀孕期间需要接受X线检查或其他放射线治疗，应该明确告知医生自己已经怀孕，让医生评估最安全的方式，以免造成胎儿流产、畸形、心智发育迟缓等不良后果。 除了孕妇之外，育龄妇女在月经前不宜作X线检查。育龄妇女作X线检查时，必须在月经后10天内进行

132. 感冒症状发生哪些变化需谨防疾病加重

谨防疾病加重的症状	1. 感冒以后，人体抵抗力下降，细菌常常会乘虚而入。所以，当感冒数天后，发热仍不退，且有脓痰咳出，就应注意引发细菌的混合感染，应及时到医院诊治，以防转变为支气管炎。绝不可大意而掉以轻心
	2. 如果发热，还有剧烈的恶心、呕吐且反复发作，则应疑为脑部病变（如脑膜炎等）的反应。如果发热，又不想吃油腻食物，且有恶心、呕吐等症状，就应怀疑为传染性肝炎
	3. 感冒时的病毒，有时也可引起心肌炎，症状往往出现在感冒 1 周之后，有心慌、胸闷、气短、心前区隐约作痛等症状，特别是出现心跳过快，1 分钟超过 100 次，心跳不规律时，就应及时去医院就诊
	4. 如果起病很急，发冷，然后再发热，且高热不退，常在 39℃ 以上，浑身酸痛，无食欲，且周围的人也有同样表现，则可疑为流行性感冒
	5. 如果高热不退，还伴有呼吸困难，咳嗽严重，且有口唇发紫症状，则应疑为肺炎
	6. 如果是儿童，哭闹不想吃饭，咽喉部红肿，甚至有白色脓点，则应疑为扁桃体炎。如果小儿发热至第二天，面部及身上开始出现细小的红色小丘疹，分布密且均匀，舌体鲜红，口唇周围苍白圈，则有可能是猩红热。发热第五天，身上起了红色皮疹，肝脾肿大，神志不清，则有可能是斑疹伤寒
	7. 午后发热，上午不发热，且同时有乏力、干咳、盗汗（出冷汗）等症状，且日渐消瘦，则有可能是肺结核
结语	如出现上述情况，应及时去医院诊治，切不可随意买药自行服用治疗

133. 普通感冒引起的肺炎应与哪些疾病相鉴别

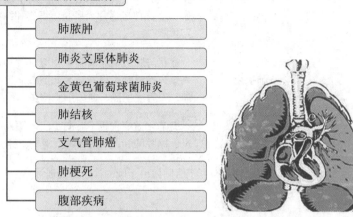

普通感冒引起的肺炎应与哪些疾病相鉴别

- 肺脓肿
- 肺炎支原体肺炎
- 金黄色葡萄球菌肺炎
- 肺结核
- 支气管肺癌
- 肺梗死
- 腹部疾病

普通感冒引起的肺炎应注意与哪些疾病相鉴别	肺脓肿	多为厌氧菌感染的肺化脓性炎症。起病急骤，全身中毒症状重，有寒战高热，呈弛张热。咳嗽初始较轻，有少量稀痰，约 1 周后脓肿向支气管破溃，因而咳嗽加重，咳出大量恶臭脓痰，痰中带血或咯血，待大量脓痰咳出后，全身中毒症状可减轻。痰培养加药物敏感试验可检出革兰阴性杆菌及厌氧菌。早期 X 线检查表现与肺炎相似，脓肿破溃后 X 线检查显示出脓腔和液平面
	肺炎支原体肺炎	由肺炎支原体引起。起病缓慢，约 1/3 病例无症状，或有低热、咳嗽、乏力等。体征不明显，X 线检查可见斑点状或片状均匀模糊阴影，可在 2～3 周内消散。实验室检查，白细胞正常或减少，有轻度淋巴细胞增多，鼻、咽拭子或痰可培养出支原体。红细胞冷凝集试验呈阳性
	金黄色葡萄球菌肺炎	常伴有败血症，临床表现凶险。血、痰培养可分离出金黄色葡萄球菌。X 线检查可见两肺有多处炎性阴影，阴影中有透亮区
	肺结核	肺段性肺炎易与急性结核性肺炎（干酪性肺炎）相混淆，但结核性肺炎可先有慢性中毒症状如低热、乏力、盗汗等，胸部 X 线示肺实变区内常有透亮区或沿支气管播散的病灶，痰液中找到结核杆菌可以确诊

普通感冒引起的肺炎应注意与哪些疾病相鉴别	支气管肺癌	肺癌引起的阻塞性肺炎常呈叶、段分布，但患者年龄较大，没有或仅有轻度的中毒症状，常有刺激性咳嗽或反复少量咯血，经抗生素治疗后炎症消散较轻，且肿瘤更为明显，X 线体层摄片，痰脱落细胞和纤维支气管镜检查可确定诊断
	肺梗死	症状与肺炎链球菌肺炎相似，但肺梗死多发生于心瓣膜病或血栓静脉炎患者。因此通过病史和突发剧烈胸痛、咯血、中等度发热、血白细胞增多，不难鉴别
	腹部疾病	有消化道症状或下叶肺炎引起腹痛时应注意与急性胆囊炎、腹腔脓肿、急性阑尾炎等相鉴别
结语		鉴别诊断有利于医师做出正确的诊断并合理治疗

134. 感冒咳嗽与百日咳应如何鉴别

感冒咳嗽与百日咳的鉴别	百日咳是由百日咳（嗜血）杆菌引致的急性呼吸道传染病，常见于儿童。百日咳较感冒病程长，可达 3 个月之久，因此被称为"百日咳"
	一般细菌侵入人体后潜伏 3~21 天发病，百日咳初期症状与感冒相似，如低热、流鼻涕、打喷嚏、咳嗽等，容易混淆，一般经过 7~10 天，特别是在体温恢复正常后出现特征性"痉咳"，表现为阵发性、痉挛性的短促咳嗽，声声相连，连续十余声或几十声，随之深吸气伴发出类似鸡鸣样、深长的高调吼声，间歇后再反复发作，夜间为重；咳嗽发作时，往往面红耳赤，甚至呕吐
结语	百日咳的以上特征，都是感冒所没有的，可以用来鉴别

135. 感冒与过敏性鼻炎应如何鉴别

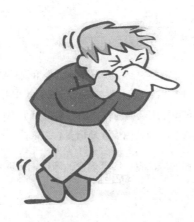

感冒与过敏性鼻炎的鉴别	病因	过敏性鼻炎的病因是对某种物质的过敏，感冒的病因是病毒感染
	发病季节	过敏性鼻炎又叫季节性鼻炎，多于春季发病；感冒一年四季都有发病
	诱因	过敏性鼻炎是接触了过敏物质；感冒则诱发于受凉、疲劳等抵抗力下降时
	症状	过敏感性鼻炎发病突然，有阵发性、连续性喷嚏；感冒则发病是渐进性的，逐渐加重，以鼻腔黏膜的炎症为主，喷嚏多为单发性的。鼻腔检查：过敏性鼻炎鼻腔黏膜以水肿为主，呈苍白色；而感冒则以黏膜充血水肿明显
	治疗	过敏性鼻炎以抗过敏药物治疗效果明显；而感冒则无特效药物，以对症治疗为主
	病程	过敏性鼻炎病程短，发病快，症状消失也快；感冒一般需要 1 周左右才能痊愈
结语		普通感冒与过敏性鼻炎非常相似，两者都以鼻塞、流清水涕、打喷嚏为主要症状，可以通过以上 6 点进行判断，以免耽误治疗时间

136. 感冒与麻疹应如何鉴别

感冒与麻疹的鉴别	麻疹是由麻疹病毒引起的急性传染病。多发生于儿童
	麻疹早期，有明显的上呼吸道及眼结膜卡他症状，发病即可见发热、畏光、流泪、流涕、咳嗽等症状，容易与流行性感冒相混淆。但是，麻疹发病第2～3天可在患者颊黏膜及唇内侧，出现直径0.5～1mm的小白点，周围环绕红晕，用压舌板刮不掉，由少逐渐增多，可能相互融合，称口腔麻疹斑
结语	一旦出现口腔麻疹斑，即可确诊为麻疹，感冒无此斑出现

137. 感冒与脊髓灰质炎应如何鉴别

感冒与脊髓灰质炎的鉴别	小儿脊髓灰质炎是由脊髓灰质炎病毒引起的急性传染病
	脊髓灰质炎多发生在夏秋季节，主要通过消化道传染，好发于5岁以下小儿，故又有"小儿麻痹症"之称
	脊髓灰质炎潜伏期3～35天，平均为5～14天，起病可缓可急，主要表现为发热，一般在38℃左右，伴多汗，并有咳嗽、流涕等上呼吸道炎症现象，经过2～3天体温可恢复正常1～6天后，再次发热，与第一次发热形成两次发热高峰，即"双相热型"，这是脊髓灰质炎发热的特殊热型，凭此可与感冒相鉴别
	脊髓灰质炎发病后逐渐出现肌肉疼痛、知觉过敏、项背强直，甚至肢体瘫痪等典型症状
结语	普通感冒全年均可发病，尤以春冬两季多见。以鼻塞、流涕、喷嚏、咳嗽、头痛、恶寒、发热、全身不适、脉浮等为主要临床表现

138. 感冒与流行性脑脊髓膜炎应如何鉴别

感冒与流行性脑脊髓膜炎的鉴别	流行性脑脊髓膜炎简称"流脑"，是由脑膜炎双球菌所引起的急性传染病。多在冬春季节流行，常见于儿童，通过空气中的飞沫传播	主要临床表现	发病急，突然高热，有头痛、呕吐，皮肤黏膜有出血点或瘀斑，还有颈项强直等脑膜刺激征
		辅助检查	白细胞总数明显增高；脑脊液穿刺呈化脓性改变；脑脊液涂片镜检可找到脑膜炎双球菌；血液和脑脊液细菌培养阳性
结语	根据临床脑膜刺激征、皮肤黏膜出血点及细菌感染的检查结果，均可与感冒相鉴别		

139. 感冒与流行性腮腺炎应如何鉴别

感冒与流行性腮腺炎的鉴别	流行性腮腺炎为流行性腮腺炎病毒所致的急性传染病，以腮腺肿胀伴有疼痛为其主要特征，多伴有发热和轻度全身不适
	潜伏期为 14～21 天，平均为 18 天
结语	流行性腮腺炎的腮腺肿胀出现较早。一旦出现，即可与感冒相区分，故一般临床鉴别诊断不困难，仅少数不典型病例须根据当地的流行情况及接触史加以注意，防止误诊

140. 感冒与猩红热应如何鉴别

感冒与猩红热的鉴别	猩红热是由乙型溶血性链球菌所致的急性传染病，临床特征为发热、咽峡炎、全身有弥漫性鲜红色皮疹和皮疹退后明显的皮肤脱屑
	猩红热发病后，咽部明显红肿疼痛，一昼夜内出现典型皮疹，舌鲜红无苔如杨梅，均与感冒有明显不同，可相鉴别
结语	因为猩红热与感冒都是冬春季常见病，早期症状又很相似，所以容易混淆

141. 感冒与流行性乙型脑炎应如何鉴别

感冒与流行性乙型脑炎的鉴别	流行性乙型脑炎简称"乙脑"，是由日本脑炎病毒所致的急性传染病。经蚊媒介传播，发生于夏秋季节。初起症状与感冒相似
	自第4～10天，出现高热、抽风、嗜睡、昏迷、浅反射消失、肌张力增强、肢体痉挛、脑膜刺激症状及锥体束症状
结语	流行性乙型脑炎的特征性症状一旦出现，与感冒相鉴别并不困难。发病早期则需根据流行季节，提高警惕

142. 感冒与风疹早期应如何鉴别

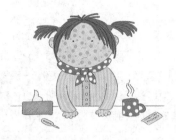

感冒与风疹早期的鉴别	病原体由口、鼻及眼部的分泌物直接传给别人，或通过呼吸道飞沫散播传染，人与人密切接触也可传染，孕妇感染风疹后病毒可经胎盘传染胎儿。胎内被感染的新生儿，咽部可排病毒数周、数月，甚至半年以上，因此通过奶瓶、奶头、衣被尿布及直接接触等感染缺乏抗体的医务人员、家庭成员，或者引起婴儿室中传播
	"风疹"初起时与上呼吸道症状相似，出疹前1～2日，症状轻微或无明显前驱期症状，可有低热或中度发热，伴头痛、食欲减退、乏力、咳嗽、喷嚏、流涕、咽痛和结膜充血等轻微上呼吸道炎症。但部分病人在咽部和软腭可见玫瑰色或出血性斑疹，偶有呕吐、腹泻、鼻出血、齿龈肿胀等，通过这些症状可与感冒相鉴别，出疹后诊断就更明确了
结语	风疹是由风疹病毒（rubella virus）引起的一种急性呼吸道传染病。其临床特征为上呼吸道轻度炎症、发热、全身红色斑丘疹、耳后、枕后及颈部淋巴结肿大，病情较轻，预后良好。孕妇在怀孕早期感染风疹，易引起胎儿先天性畸形

143. 感冒与幼儿急疹早期应如何鉴别

感冒与幼儿急疹早期的鉴别	幼儿急疹又称婴儿玫瑰疹（roseola infantum），是婴幼儿常见的急性发热出疹性疾病；其特点为婴幼儿在高热 3～5 日后，体温突然下降，同时出现玫瑰红色的斑丘疹。为小儿常见病毒感染性疾病之一。其发病机制不十分清楚，可能是病毒由呼吸道侵入血液而引起机体对病毒的免疫反应，皮疹为病毒血症末期病毒在皮肤组织中被抗体中和所致
	幼儿急疹一年四季可见，但以冬春季为最多，在冬季发病常有呼吸道症状，如咳嗽、流涕，多数有鼻炎，咽部轻或中度充血；夏秋季发病者常伴有恶心、呕吐、腹泻等
	皮疹大多于发热 3～4 日、体温骤退后出现，少数在退热时出现皮疹，是幼儿急疹的主要特征，皮疹呈淡红色斑疹或斑丘疹，直径约 3mm，周围有浅色红晕，压之褪色，多呈散在性，亦可融合，不痒，皮疹由颈部和躯干开始，1 日内迅速散布全身，以躯干及腰臀部较多，面部及四肢远端皮疹较少，肘膝以下及掌跖部多无皮疹。皮疹数小时后开始消退，1～2 日内完全消失，不脱屑，无色素沉着。发热期少数患者在软腭及悬雍垂可见淡红色斑疹，出疹后即消失。颈部淋巴结肿大，尤以枕后及耳后淋巴结为明显，热退后可持续数周才逐渐消退，脾脏偶可肿大。冬季发病的早期症状与感冒相类似，需密切观察病情
结语	幼儿急疹感染发病多在 2 岁以内，尤以 1 岁以内最多。2 岁以下的婴幼儿突然高热，无其他系统症状，热退时出现皮疹，应该考虑为此病

144. 婴幼儿感冒都有什么特点

婴幼儿感冒的临床表现	婴幼儿精神差，情绪不佳，体温升高，不爱吃奶
	呼吸困难，主要是由婴幼儿的生理结构和过敏引起其鼻子堵塞导致的，婴幼儿仅仅表现为鼻塞和打喷嚏，但吃奶正常，精神较好，也不发热，当冷空气刺激鼻黏膜时，由于过敏可引起鼻腔黏膜肿胀，多表现为鼻子不通气，鼻腔内分泌物增多，可流鼻涕，也可鼻痂堵塞鼻腔。这时必然引起呼吸困难，婴幼儿吃奶不好，吃几口停下来喘口气，有的孩子脾气暴躁，吃奶不痛快就大哭大叫
结语	感冒一般指上呼吸道感染，包括鼻炎、咽炎、喉炎、中耳炎、鼻窦炎等喉以上部位的感染，多由病毒感染引起。对大一点的儿童来说，每年都会有 4～6 次的感染。只要儿童的体温不超过 38.5℃，就不需要作特殊的处理，注意休息，多喝水，咳嗽时服用小儿止咳糖浆即可。可对于新生儿，即便感冒也是危险的。开始可能仅仅是鼻子有点堵、吸气呼气有点粗，如果不加注意，很快就会出现呼吸困难、气管炎、肺炎，甚至对生命构成威胁

145. 儿童冬季、夏季感冒都有哪些特点

儿童冬季、夏季感冒的特点	冬季	气候寒冷，多数是外感风寒为主，出现流清涕、鼻塞、怕冷的风寒感冒居多
	夏季	气候炎热，尤其到了伏天，暑热还挟有湿邪，又热又闷，人体内在环境与冬天不同，小儿感冒以后，不仅发热，还常伴有胃肠道症状
结语		儿童夏季感冒与冬季感冒表现不太相同，因为夏季与冬季的气候不同，孩子感受的外邪也不同。季节不同小儿感冒表现的症状也不同，应该加以区别，采用不同的治疗方法

146. 感冒对肾脏会有哪些影响

感冒对肾脏会有哪些影响	首先，病毒感染（如流感）可以引起急性肾小球肾炎。急性肾小球肾炎有1～2 周的潜伏期，通常在急性感染症状减轻后才出现肾炎症状。患者有血尿（一般为混浊红棕色，为洗肉水样）、水肿（先发生在面部，特别以眼睑为主，活动后以下肢水肿为主）、血压升高，同时还会出现头痛、恶心、呕吐、疲乏无力、食欲减退等全身症状。尿常规检查有蛋白尿、镜下血尿、管型尿，有的可以有一过性肾功能损害。感冒后若出现血尿等症状，应及时到正规医院专科就诊，否则若急性肾小球肾炎迁延，会演变为慢性肾小球肾炎
	其次，原先有肾脏疾病的患者，感冒后病情会加重。如慢性肾功能不全患者可能发展为肾功能衰竭，甚至尿毒症；肾病综合征恢复期患者，感冒后尿蛋白会突然增加，使前期治疗前功尽弃；隐匿型肾小球肾炎患者，感冒后则可能血尿加重，尿蛋白增加；对于终末期肾脏疾病患者（如血液透析、腹膜透析患者）来说，感冒除了可以引起残余肾功能丧失外，还可以引起心肺并发症，使患者的生活质量下降、死亡率增加。因此建议感冒后若出现血尿、水肿等症状，应及时到正规医院肾内科就诊。原有肾脏疾病的患者，感冒后病情可能反复，也应及时到正规医院肾内科就诊，以免酿成严重后果
结语	相同成分的感冒药不可同时服用，否则容易造成剂量过大，亦会引起肝脏衰竭

147. 流感根据临床表现可分为哪几种类型

```
流感根据临床表现可分为哪几种类型
    ├─ 典型流感
    ├─ 轻型流感
    ├─ 肺炎型流感
    └─ 胃肠型和中毒型流感
```

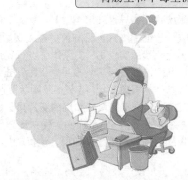

流感的临床分型	典型流感	急性起病，患者有畏寒、高热、乏力、头痛、全身痛、咽部干痛，还有鼻塞、流涕、喷嚏、干咳，咽部可见充血，肺部可闻干啰音，发热 3～4 天后体温逐渐恢复正常，但上呼吸道症状及乏力可持续 2 周左右
	轻型流感	症状轻，病程 2～3 天
	肺炎型流感	主要发生于老幼体弱者。最初表现为典型流感，1～2 天后病情加重，有剧咳、吐黏痰或血痰、气急，口唇和甲床发绀，可伴发心力衰竭
	胃肠型和中毒型流感	胃肠型流感除呼吸道症状外，主要以腹泻、呕吐为特征。中毒型流感极少见，主要表现为高热、血压下降，易发生呼吸循环衰竭而死亡。流感亦可引起心肌炎、脑炎。老幼体弱者易并发细菌性感染
结语		肺炎型、胃肠型和中毒型流感需引起高度重视，尤其是免疫力低下人群，应及时治疗

148. 流感为什么要拍 X 线胸片

流感时拍 X 线胸片的必要性	流感的临床表现非常多，其中主要表现是呼吸道症状，有的患者可能有气管、支气管炎的相关表现，最常见且危及生命的并发症是肺炎。如果单纯型的流感仅累及上呼吸道，在胸片上不一定有阳性发现，但流感的临床表现非常复杂，同时又缺乏特异性，在诊断流感的时候需要排除普通感冒、严重急性呼吸综合征、支原体肺炎、衣原体肺炎及嗜肺军团菌肺炎等，上述肺炎是由不同病原体引起的呼吸道感染，除了在病原学检查方面予以鉴别之外，其胸片各有特征，有助于鉴别诊断
	有时病原学检查的特异性和敏感性都不太高，所以胸片表现非常重要。如严重急性呼吸综合征的胸片可见肺部炎性浸润影，病灶一般变化比较快，严重的会表现出大片状的实变影；支原体肺炎可见斑片状阴影等；衣原体肺炎主要表现单侧肺泡浸润，以下叶多见，以后可进展为双侧间质和肺泡浸润；嗜肺军团菌性肺炎常有斑片状、结节状及网状阴影，有的可表现为胸腔积液、空洞甚至肺脓肿。而流感病毒性肺炎的胸片可见双肺广泛小结节性浸润，近肺门较多，肺周围较少，在流感疾病病程中动态随访可有助于发现是否并发了肺炎，肺炎的范围和严重程度如何，治疗的疗效如何等
结语	拍 X 线胸片不仅便于及时、早期诊断流感，还有助于了解病情的严重程度，以便及早采取有效的措施控制疾病的发展，对预后的评估也具有很重要的意义

149. 脑型流感有哪些临床表现

脑型流感的临床表现	脑型流感患者肺部病变不明显，但具有神经系统及全身血管系统损害，所以临床上没有典型的下呼吸道症状
	伴有明显脑炎或脑膜炎症状，如高热不退、神志昏迷。成人可出现谵妄，小儿可出现抽搐，并出现脑膜刺激征，如颈项强直、布氏征阳性等。少数患者由于血管神经系统紊乱或肾上腺出血而导致血压下降或休克等。此型病死率较高
结语	流感流行期间，患者如出现高热不退、神志昏迷等症状，尽管咳嗽、咽痛、鼻塞不明显，仍应怀疑是否患了脑型流感

150. 诊断流感的重要依据有哪些

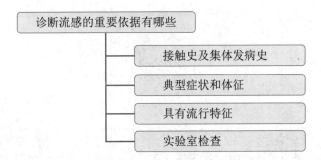

诊断流感的重要依据	接触史及集体发病史	短期内有较多患者出现感冒症状体征
	典型症状和体征	流行性感冒发病较急，全身症状较重，患者持续高热，体温高达 40℃，肌肉关节酸痛，而鼻塞、流涕、咽痛等症状出现较迟
	具有流行特征	流感发生突然，传播迅速，同时有明显的地区性流行
	实验室检查	血常规检查：白细胞总数降低，嗜酸粒细胞消失，淋巴细胞相对增加。如合并细菌感染，则白细胞总数及中性粒细胞偏高
		X 线胸片：单纯流感胸片无异常。而肺炎型流感，胸片表现为双肺网格样影，肺纹理增粗紊乱；如流感合并肺炎，胸片可见斑片状渗出影或肺实变影
		病毒分离：早期可获得 70%的阳性结果，如分离到流感病毒，可确诊患了流感。一般于发病第 7 天即不能再获得阳性结果
结语		化验和拍 X 线胸片不但有助于明确诊断流感，更能判断是否为严重的肺炎型流感，并排除并发症和其他症状相似的疾病。以此为依据，医生可对症下药，对重症流感或流感并发肺炎，及时进行积极的救治，提高治愈率，减少死亡率

151. 流感与呼吸道支原体感染应如何鉴别

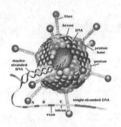

流感与呼吸道支原体感染的鉴别	支原体是一种介于细菌和病毒之间的微生物，呼吸道支原体感染的病原体通常是肺炎支原体。主要通过呼吸道飞沫传播，一年四季都可发病，婴幼儿患此病时，特别需要和流感鉴别
	患病后，咳嗽症状表现最突出，可咳出黏稠痰甚至痰带血丝，病情常持续 2 周左右，同时还会伴有头痛、胸痛。婴儿可出现呼吸困难、憋喘，严重时会发生呕吐
结语	如果难以鉴别，可以做胸部 X 线检查，为确诊肺炎支原体感染的一个重要的诊断依据

152. 流感与流行性出血热应如何鉴别

流感与流行性出血热的鉴别	流行性出血热是由流行性出血热病毒引起的，通常在每年 10 月开始发病，12 月～次年 1 月达到高峰。黑线姬鼠是主要的传染源，它的排泄物可以通过多种途径进入人体引起发病。发病有一定的区域性，青壮年易患，但病后可以获得稳定的免疫力，因此很少有人患两次流行性出血热。而流感的传染源是人，没有地区限制，可多次患病
	流感和流行性出血热在发病季节和早期表现上非常相似，都可以表现为发热，体温可达 39～40℃，全身中毒症状严重。但流行性出血热有特殊的醉酒样面容和"三痛"症状，即头痛、眼眶痛、腰痛，发病 2～3 天后，在口腔黏膜、腋下、胸背部可以有出血点，而后出现低血压性休克和少尿。流感常伴有打喷嚏、流鼻涕、咳嗽等症状，通常发热 2～3 天后体温逐渐恢复正常，全身症状开始好转
结语	流行性出血热早期就会出现蛋白尿，即尿中含有超过正常范围的蛋白质，但流感没有。也可以通过抽血，检查流行性出血热抗体以鉴别

153. 流感与肺军团菌病应如何鉴别

流感与肺军团菌病的鉴别	肺军团菌病是由军团杆菌引起的一种以肺炎为主的全身性疾病，因为首先在军队中暴发流行而得名。军团杆菌存在于水和土壤中，常经供水系统、空调和雾化吸入而被人体吸入致病。发病初期可出现感冒样症状，而且能形成小规模的暴发流行，所以应与流感相鉴别
	肺军团菌病一般起病缓慢，表现为乏力、头痛、肌肉疼痛、高热寒战，伴咳嗽咳痰，但痰量较少，为黏痰，可带有血丝。有的人还可有恶心呕吐、腹泻，严重者可出现感觉迟钝、幻觉等精神神经方面改变，如果不能得到及时救治，可因呼吸衰竭而死亡
结语	在日常生活中做好水源的净化，空调、淋浴系统的清洁可大大降低军团菌的感染几率

154. 什么是流感病毒性肺炎

流感病毒性肺炎	患者初期多有咽干、咽痛、喷嚏、流涕、发热、头痛、纳差以及全身酸痛等症状，病变累及肺实质可有咳嗽（多为阵发性干咳）、胸痛、气短等症状
	X线胸片有特征性病理改变，即两肺呈网格影，肺纹理增粗、模糊。所以流感患者，出现高热、全身酸痛、纳差等全身症状，和咽痛、干咳等呼吸道症状外，如1～2天后病情加剧，出现吐黏痰或血痰、气急、嘴唇呈紫色、胸痛时要警惕病毒性肺炎，这时需行胸片及其他检查，以明确诊断
结语	流感病毒性肺炎主要发生于年老体弱者及婴幼儿，往往有免疫缺陷或免疫抑制情况

155. 流感病毒性肺炎临床检查有哪些改变

	1. 体征多不明显，有时可在肺下部闻及小水泡声	
流感病毒性肺炎的临床表现	2. 辅助检查	（1）X 线胸片：两肺呈网状阴影，肺纹理增粗，模糊，严重者两肺中、下野可见弥漫性结节性阴影，实变者少见
		（2）血液检查：白细胞计数一般正常，也可稍高或偏低，继发细菌感染时，白细胞计数及中性粒细胞可增高
		（3）病原学检查：病毒培养较困难，不易常规开展，肺炎患者的痰涂片仅发现散在细菌及大量有核细胞，或找不到致病菌，应怀疑病毒性肺炎的可能
		（4）血清学检查：急性期和恢复期的双份血清，补体结合试验、中和试验或血清抑制试验抗体滴度增高 4 倍或以上有确诊意义。近年用血清检测病毒的特异性 IgM 抗体，有助于早期诊断。免疫荧光、酶联免疫吸附试验、酶标组化法、辣根过氧化物酶–抗辣根过氧化物酶法等，可进行病毒特异性快速诊断
结语	单项检验指标往往不够可靠，应综合各种检查指标进行诊断。病毒的特异性 IgM 抗体是一种有效的检查方式	

156. 甲型 H1N1 流感有哪些临床表现

甲型 H1N1 流感的临床表现	人类对甲型 H1N1 流感病毒普遍易感，并可以人传染人，人感染甲型 H1N1 流感后的早期症状与普通流感相似，包括发热、咳嗽、喉痛、身体疼痛、头痛、发冷和疲劳等，有些还会出现腹泻或呕吐、肌肉痛或疲倦、眼睛发红等
	最明显症状是，体温突然超过 39℃，肌肉酸痛感明显增强，伴随有眩晕、头疼、腹泻、呕吐等症状或其中部分症状。如果个体身体素质不好，而且自身免疫力低，甲型 H1N1 流感病毒正好是一个重量级的导火线，患者一旦感染，会直接引发很多并发症，甚至危及生命
结语	甲型 H1N1 流感是可防、可控的。只要积极作好预防，也是比较安全的。目前预防甲型 H1N1 流感的疫苗已投入使用

157. 甲型 H1N1 流感与普通流感如何区别

甲型 H1N1 流感与普通流感的区别	首先，感染甲型 H1N1 流感后 3～6 小时内会急速高热（37.8℃以上），高热会持续 3～4 天，且会急速发展为全身性肌肉酸痛，严重的全身性肌肉酸痛、关节疼痛，而普通流感则是逐渐发热及表现为轻微的全身性肌肉酸痛、关节疼痛，偶会有高热；第二，约 80%以上感染甲型 H1N1 流感后会有严重的头痛，而普通的流感则是轻微的头痛；第三，甲型 H1N1 流感流涕比较少见，但多有咳嗽及喉咙痛，普通的流感则多有流鼻涕及咳嗽；第四，甲型 H1N1 流感几乎没有打喷嚏（较不常见），而普通流感会打喷嚏，除此之外患甲型 H1N1 流感的大多数的人会有发热恶寒，持续会有严重的疲劳感与虚弱，并且会有严重的胸部压迫感，而扁桃体不会肿，普通的甲流只是偶会有恶寒，轻微的疲劳感，无胸部压迫感，而扁桃体会肿
	除了以上症状可判断是否感染甲流，最简单的方法就是判断是否接触甲流患者，如果可以确定没有接触已确诊的甲流患者，就不需要担心会感染甲流了，否则按以上表现判断。必须强调万一感染甲流，一定要及时就诊，没有感染甲流也要加强预防保护自己
结语	人感染甲型 H1N1 流感后的早期症状与普通流感相似，包括发热、咳嗽、身体疼痛、喉痛、头痛、发冷、疲劳等，有些还会出现腹泻或呕吐、肌肉痛或疲倦、眼睛发红等

158. 人禽流感有哪些临床表现

	人禽流感潜伏期一般为 1~3 天，通常在 7 天以内
人禽流感 的临床 表现	致病性禽流感病毒主要通过空气进行传播，借助病毒表面的血凝素（H）与呼吸道黏膜上皮细胞表面的相应受体结合，吸附在宿主的呼吸道上皮细胞上，又借助病毒表面的神经氨酸酶（N）作用于核蛋白的受体，使病毒和上皮细胞的核蛋白结合，在核内组成可溶性抗原，并渗出至胞质周围，复制子代病毒，通过神经氨酸酶作用，以出芽方式排出上皮细胞。一个复制过程的周期为 4~6 小时，排出的病毒扩散至附近细胞，产生炎症反应，临床上出现发热、肌肉痛和白细胞减少等全身毒血症样反应，这个过程一般需要 1~3 天
	大量家禽、飞鸟病死为先兆，患者有家禽、飞鸟的接触史，通过飞沫和胃肠道传播，早期症状类似普通流感，少数患者病情进展迅速，可出现重症肺炎、急性呼吸窘迫综合征、肺出血、肾功能衰竭、败血症、休克等。实验室检查白细胞为（2.0~18.3）×10^9/L，淋巴细胞大多减少，血小板正常。影像学显示半数患者单侧或双侧肺炎，少数伴胸腔积液
结语	以对症治疗和抗流感病毒为主

159. 什么是人禽流感的疑似病例

人禽流感 的疑似 病例	人禽流感疑似病例是指有流行病学接触史和感冒临床表现，如发热、流涕、鼻塞、咳嗽、咽痛、头痛和全身不适，伴或不伴有消化道症状
结语	并未从患者呼吸道分泌物标本或相关组织标本中分离出特定病毒的流感病例

160. 确诊人禽流感病例需要哪些特定指征

确诊人禽流感的指征	1. 有流行病学接触史	捕杀、处理病、死禽的人员，在禽类禽流感疫区进行相关工作的医务人员和疾病预防控制等职业暴露人员
	2. 临床表现	如果流行病学史不详，根据临床表现、辅助检查和实验室检查结果，特别是从患者呼吸道分泌物或相关组织标本中分离出特定病毒，或用免疫荧光法或酶联免疫法检测到禽流感病毒亚型特异抗原或 RT–PCR 检测到特异核酸阳性，或发病初期和恢复期双份血清禽流感病毒亚型毒株抗体滴度 4 倍或以上升高，可以诊断为确诊病例
结语		及时发现，及时隔离，有效地预防控制人禽流感疫情发生、传播、蔓延扩散

161. 哪些对象需确定为人禽流感的医学观察病例

患者有流行病学史，并在 1 周内出现以下这些临床表现者，应确定为人禽流感的医学观察病例。

人禽流感的医学观察病例	1. 流行病学病史	（1）发病前 1 周内曾到过疫点
		（2）有病禽、死禽接触史
		（3）与被感染的禽或其分泌物、排泄物等有密切接触
		（4）与禽流感患者有密切接触
		（5）实验室从事有关禽流感病毒研究
	2. 临床表现	呈急性起病，早期表现类似普通型流感，主要为发热，体温大多持续在 39℃以上，可伴有流涕、鼻塞、咳嗽、咽痛、头痛、肌肉酸痛和全身不适。部分患者可有恶心、腹痛、腹泻、稀水样便等消化道症状
结语		中国疾病预防控制中心制定的《人禽流感诊疗方案》医学观察期限暂定为 7 天（参照人流感潜伏期，自最后接触病禽、死禽或患者、疑似患者之日算起），观察期间不限制医学观察对象的活动，但观察对象活动范围需在动物禽流感疫区范围内（指距疫点周围 3 千米）

162. 什么情况需要去医院发热门诊就诊

需要去医院发热门诊就诊的情况	从事家禽养殖业者及其同地居住的家属，在发病前 1 周内到过家禽饲养、销售及宰杀等场所者，接触禽流感病毒感染材料的实验室工作人员，与禽流感患者有密切接触的人员为高危人群
	如果以上人员在 1 周内出现了高热、鼻塞、流涕及全身疼痛和不适等症状，或有恶心、呕吐、腹痛、腹泻情况应该去医院发热门诊就诊
结语	即使无上述高危因素的人群在禽流感流行期间如果出现上述症状，也应该提高警惕，主动到发热门诊完善检查以排除诊断。因为禽流感是传染病，而且现在缺乏有效的治疗手段，一旦在人群中传播会带来无穷的后患，只有大家提高认识，在有类似症状时主动到发热门诊接受诊治才有助于及时发现疫情，及时隔离传染源，使禽流感不至于蔓延

163. 感冒的治疗原则是什么

感冒的治疗原则	早期可以用一些抗病毒的药物，必要时可选用含有解热镇痛及减少鼻咽充血和分泌物的抗感冒复合剂或中成药，如银翘解毒片、扑热息痛、双酚伪麻片等
	如有细菌感染，可根据病原菌选用敏感的抗菌药物。通常根据临床经验用药，常选用的有：青霉素类（如阿莫西林）、头孢菌素类（如头孢拉定）、大环内酯类（如阿奇霉素）或喹诺酮类（如左氧氟沙星）等
结语	现代医学已证实上呼吸道感染绝大多数（＞90%）是由各种病毒感染引起的，目前尚无特殊抗病毒药物，主要以对症处理、休息和预防继发感染为主

164. 治疗感冒容易走入哪两个误区

治疗感冒容易走入哪两个误区
- 盲目用药
- 扛着不用药

治疗感冒容易走入的误区	1. 盲目用药	患感冒一定不可随便用药，患普通感冒，特别是症状不严重时，不要随便服用抗生素。滥用抗生素会造成体内正常菌群失调，使一些非致病菌成为致病菌，从而使病情加重。感冒发热时，不要随便服用退热药。发热是机体对病原体的抵御武器。当体温达到 39℃以上时，体内的流感病毒毒力将逐渐被削弱。如果能忍受这种高热，心血管系统一切正常，那么最好不要服药退热。可以采用冷水加醋浸湿毛巾，敷在额头上，同时用另一块毛巾沾醋水擦手脚，热度就会慢慢退下来。否则，当机体利用高热与病毒抗争时，你却服药急剧退热，破坏了人的自卫本能，则有助于病毒肆虐。要特别注意不能用阿司匹林治疗流感，因为流感病毒侵害血管，使血管变脆，不断向外渗血，如果流感患者服阿司匹林，将加重毛细血管出血和其他血管渗血
	2. 扛着不用药	感冒可不用药治疗针对的是较轻型感冒者，且平时身体素质好的健康强壮人群。儿童、老人、体弱多病、孕期、哺乳期等特殊人群，以及较重型的感冒者，如果不用药物治疗就可能导致病情加重，并发其他疾病或影响胎儿等。所以对待感冒问题一定要视情况而定，必要时到医院检查治疗，不可盲目走极端
结语		盲目用药和扛着不用药均是不可取的，两者均会导致病情加重甚至威胁生命

165. 治疗感冒有特效药吗

治疗感冒 无特效药	治疗感冒目前尚无特效药物，感冒期间可以对症服用一些抗病毒药、抗菌药及解热镇痛药
	但必须知道所有药物都只是缓解感冒症状的，至今没有一种药能够对感冒有百分之百的疗效
结语	只能让身体的免疫系统和病毒对抗，通过人体自身防御系统清除病毒，恢复健康

166. 如何正确选用治疗感冒的非处方药

如何选用 治疗感冒 的非处 方药	目前，尚无针对感冒病毒的有效药物，且因其自限性的病程，有部分患者误认为感冒不需要药物治疗。感冒后必要时应用药物治疗，因为感冒药物对减轻症状、提高患者生活质量和防治感冒并发症有积极作用。感冒应采用对症治疗为主的药物治疗。在使用感冒药时应注意以下几点：感冒药物治疗选择前必须先了解所患的是否感冒、感冒药有哪些、患者情况如何；其次包括药物选择、剂量用法、如何观察疗效、注意哪些不良反应及最后确定具体疗程等	
	目前治疗感 冒的各种复方 西药的成分	①解热镇痛药物：扑热息痛、阿司匹林
		②减少毛细血管充血药物：伪麻黄碱、扑尔敏
		③镇咳祛痰药物：右美沙芬
		④抗组胺药物：氯苯那敏
		⑤防止甲型流感病毒进入细胞的药物：金刚烷胺
结语	市售的不同商品名的感冒类非处方药（OTC）中一般含有相同的药物成分。所以，如患者仅有头痛、发热、肌肉酸痛等症状者，只需使用解热镇痛药即可；如患者仅有鼻塞、流涕等症状而无头痛、发热、肌肉关节疼痛者，可使用不含解热镇痛药的复方制剂；仔细阅读药品说明书，高血压、心脏病等患者要慎用含伪麻黄碱等血管收缩剂的感冒药；如感冒症状持续 3～5 天仍未缓解，或有明显继发细菌感染的症状者（如咳脓性痰等）应及时就诊，在医生的指导下服用抗生素	

167. 如何对症选择治疗感冒的中成药

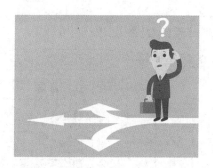

根据感冒分型选择中成药	1. 风寒性感冒	症状为恶寒重，发热轻或不发热、头痛、鼻塞、流清涕、喉痒、咳嗽。这时应该选用发散风寒的辛温解表药，如九味羌活丸、参苏理肺丸、通宣理肺丸，不能选用桑菊感冒片、银翘解毒片、羚翘解毒丸、羚羊感冒片，误用会加重病情或者迁延不愈
	2. 风热性感冒	症状为发热重，恶寒轻，头痛且胀，咽喉红痛或者胀痛，或口干欲饮，咳嗽，咳痰黄稠。这时应该选用清热宣肺的辛凉解表药，如香雪抗病毒口服液、桑菊感冒片或银翘解毒丸、羚羊感冒片、羚翘解毒丸等，不能选用九味羌活丸、参苏理肺丸、通宣理肺丸，误用会引起体温升高、咽疼加重
	3. 感寒湿滞性感冒	外有风寒表症，发热、严重恶寒、体温不高、头痛，内有痰湿中阻、胃脘满闷、恶心呕吐、腹痛泻下。可选用解表化湿的药物如藿香正气丸或藿香正气水，不可服用保和丸、山楂丸
	4. 表里双感性感冒	症状为壮热憎寒，头痛目眩，口苦口干，咽喉肿痛，大便秘结，小便赤涩。应选用表里双解的药物，如香雪抗病毒口服液、防风通圣丸等
	5. 气虚性感冒	症状为身体素虚，抵抗力低，平时易出汗，不耐风寒，身倦乏力，食欲不振，轻度发烧，鼻流清涕，常缠绵日久不愈，或者反复感冒。这时用一般感冒药疗效不好，应该选用补中益气丸
结语		市面上治疗感冒的口服中成药物品种繁多，应如何正确选用呢？切忌盲目，中医讲究的是必须对症治疗，否则，不仅无效还延误病情，甚至加重病情

168. 按摩穴位防治感冒有哪些具体方法

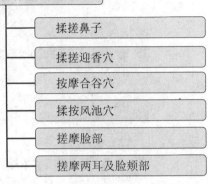

```
按摩穴位防治感冒有哪些具体方法
        ├── 揉搓鼻子
        ├── 揉搓迎香穴
        ├── 按摩合谷穴
        ├── 揉按风池穴
        ├── 搓摩脸部
        └── 搓摩两耳及脸颊部
```

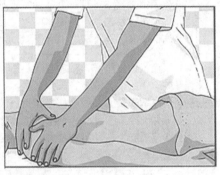

按摩穴位 防治感冒	动作 1：揉搓 鼻子	两手合掌，手指交缠，把发热的大拇指置于眉间的印堂穴上，往下一直推至鼻子两侧的迎香穴，迎香穴距离鼻翼两侧 1.5cm。经常揉搓鼻子可以促进鼻子周围的血液循环，使气血畅通，外邪不容易侵入体内，对抗病菌侵入
	动作 2：揉搓 迎香穴	用两手的示指按住鼻翼两侧的迎香穴，并且按照顺时针和逆时针的方向各搓摩 36 次，会有酸胀感向额面放射。迎香穴为体表的感风之处，也是停风之处，治风之穴，经常按摩可以祛头面之风，散巅顶之寒，从而增强抵抗病菌的能力

按摩穴位防治感冒	动作 3：按摩合谷穴	把手的拇指、示指并拢，肌肉最高点即是合谷穴。首先，用右手的拇指按压住左手的合谷穴，指压的同时并按顺时针方向转动按摩，然后再反方向进行转动按摩，这时会有酸麻胀感向手心扩散；接着，反过来以左手拇指按住右手指的合谷穴，按照上述的方法进行按摩，每次按摩 64 次。合谷穴俗称"治感冒穴"，具有清热解表、理气开窍的功效，经常按摩可以通经活血、疏风散邪，从而达到预防感冒的作用
	动作 4：揉按风池穴	后脑勺下方颈窝的两侧，由颈窝往外约两个拇指的左右，此处为风池穴。按摩时，采取一个舒服的坐姿，可请人用双手大拇指轻轻揉按风池穴，或以单手大拇指和示指按摩，另一手则固定其头部，当然，也可以随时自己按摩。用力按压至稍感酸胀并有发热感，每天坚持，就能产生很好的效果，经常按摩风池穴利于风邪疏散，能有效地防治感冒，改善疲劳和睡眠不佳，并且对感冒引起的头痛、头晕效果更好
	动作 5：搓摩脸部	搓摩脸部时先将手掌搓热，每次做 32 次；然后两个手掌的指尖向上按住额头，再由上往下、沿着鼻子的两侧至下巴做搓摩，直到感觉到脸发热为止。揉搓脸部可以促进脸部的血液循环，疏通许多穴道和经脉，从而增强抵抗力
	动作 6：搓摩两耳及脸颊部	两手搓摩发热后，两个手掌的指尖由下巴沿脸颊两侧往上靠拢，到达耳部后用食指和拇指抓住耳垂轻轻往外拉，把耳垂拉红了也没有关系，每次做 64 次。 耳朵部位集中了许多经脉和穴道，拉耳朵这个动作对于保持身体健康很有帮助，还可以增强身体的抵抗力
结语		感冒虽然不是什么大病，无论治疗与否都要一周左右才能好，自觉症状多，影响工作学习，是件挺麻烦的事情，容易感冒的人，如果能够经常对身体上的某些穴位或部位进行按摩，就可增强抵抗力，提高对病毒感染的防御能力，避免或减少感冒。穴位按摩前注意洗净双手，指甲要剪短，防止细菌感染；按摩的时候，选择穴位要正确，人要保持轻松，使局部皮肤和肌肉保持放松。经常坚持做按摩，最好每天早上和晚上各按摩一次，则能达到防治感冒的效果

169. 如何用中医火罐辅助治疗感冒

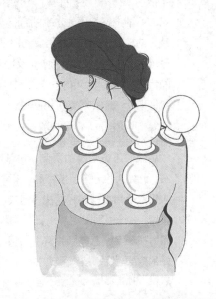

中医火罐辅助治疗感冒	感冒是外感风邪侵袭人体的一种外感疾病，所以民间有应用火罐治疗感冒的做法，可取得一定效果。通常拔罐选用祛风邪解表证的穴位有三大穴位，一个是大椎穴，另二个分别是肺俞穴、风门穴，每天选两个穴位，三个穴位交替选用
	火罐有许多品种，如水罐、陶罐等，盛产竹子的地方多采用竹罐，现代多采用玻璃罐，而生活中有些常用品如罐头瓶、酒杯等均可临时采用
结语	拔火罐治病主要是通过借助罐体内压，依靠大罐边缘吸附皮肤，牵拉挤压浅层肌肉，刺激经络、穴位，以达祛除外邪之目的

170. 如何正确选用止咳化痰药

"止咳药"是老百姓常说的口语，全称应是"化痰止咳平喘药"，包括化痰药和止咳平喘药。凡以祛痰或消痰为主的药物称为化痰药，能缓和或制止咳嗽喘息的药物称止咳平喘药。

止咳化痰药	以干咳为主要症状的患者可选用：含右美沙芬、喷托维林等西药制剂，或者可选用含复方甘草、川贝枇杷等的中成药制剂	
	以痰多为主的患者应优先使用化痰药将痰液稀释咳出，常用的有：羧甲司坦、氨溴索、乙酰半胱氨酸等西药制剂，或选用含半夏、浙贝母等中成药制剂	
注意事项	咳嗽是一种防御保护性反射活动，当呼吸道发生炎症，产生分泌物（痰），或呛入食物，吸入刺激性气体时，便会迅速地引起咳嗽，将痰液或食物排出体外。咳嗽可由许多疾病引起，冬天最常见的呼吸道疾病有感冒、气管炎、支气管炎、肺炎等。因此，治疗咳嗽首先应针对病因进行抗炎处理，再根据咳嗽和痰的性状，正确选用止咳药。如果轻度干咳或痰量很少，可选用复方甘草片、甘草合剂，这类药经口服或含化后，覆盖在咽喉黏膜上，可减轻炎症对黏膜的刺激，从而缓解咳嗽。若长期剧咳，痰量不多但咳嗽频繁，尤其是夜晚影响睡眠时，可用中枢性镇咳药，如可待因、咳必清。如果咳嗽伴有黏痰、黄色脓性痰，且痰量特别多，应选用祛痰药，不宜用止咳药。祛痰药分为两大类	一类是能直接作用于支气管黏膜或刺激胃黏膜，反射地促进支气管分泌物增加，使痰液变稀易于咳出，如氯化铵、碘化钾、桔梗等
		另一类是黏液溶解剂，可降低痰液黏稠度，使痰液变稀易于咳出，如溴己新（必漱平）、乙酰半胱氨酸（痰易净）等。前者，溃疡病患者禁用，患慢性肺炎患者也不宜服用

注意事项	老年人咳嗽	大多是因慢性支气管炎发作引起的,应使用抗生素控制炎症,并用一些平喘药如氨茶碱、麻黄碱等解除支气管痉挛。痰多且黏稠者,应以祛痰为主选用上述祛痰药。若痰黄不易咳出,可选用清热化痰的枇杷膏、蛤蚧散等。需要镇静安神的可用蛇胆陈皮散等
结语		现在市场上出售的止咳药品种繁多,大多标有"止咳""祛痰""润肺"等字样,而在临床应用中药理作用却完全不同。如果盲目使用,不但不会治好咳嗽,反而会加重病情。因此,首先应仔细分析咳嗽的病因,根据咳嗽和痰的性状,合理选用止咳药 如果是普通感冒引起的咳嗽,通常7~10天不用药也可以痊愈。因此,如果服用止咳药5天后症状还没有明显改善的话,就必须要提高警惕了,很有可能是其他较为严重的疾病引起的咳嗽,如肺部的炎症、结核,甚至是肿瘤,此时需要进一步做详细的检查

171. 慢性肝功能不全者服感冒药应注意什么

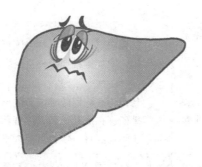

慢性肝功能不全者，应慎用含有解热镇痛药成分的感冒药	感冒药中的解热镇痛药物多数会对肝脏产生毒性，尤其是肝功能减退的患者，药物的毒性反应会加重。例如，对乙酰氨基酚在给药后其中间代谢产物会对肝脏产生毒性，对于慢性肝病或病毒性肝炎的患者，可加重肝损害
结语	因此，肝功能不全的患者特别是严重肝功能减退的患者应慎用含有本类药物成分的感冒药物，必要时需咨询医师或药师，切不可盲目使用

172. 消化性溃疡患者为什么要慎用解热镇痛药

消化性溃疡患者应慎用解热镇痛药	解热镇痛类药物大多数都有消化道的不良反应，特别是阿司匹林。因此，活动性溃疡病或其他原因引起的消化道出血患者应禁用含有阿司匹林成分的感冒药物
	对乙酰氨基酚对胃肠道的刺激性相对较小些，消化性溃疡的患者可以选用，但在用药过程中应及时关注自己的溃疡症状，如有不适应及时停药
结语	总之，消化性溃疡的患者感冒后应慎用含有解热镇痛成分的药物

173. 血液系统疾病患者感冒后应慎用哪些药物

患有血液系统疾病的患者，在选用感冒药时一定要慎重	1. 具有出血倾向的血液病患者	感冒后应慎用阿司匹林，因为阿司匹林可以抑制血小板的聚集，能加重凝血障碍甚至引起出血
	2. 血友病及血小板减少的患者	要禁用含有阿司匹林成分的感冒药，同时还要慎用对乙酰氨基酚、布洛芬等药，这些药物虽然对血小板的抑制作用弱于阿司匹林，但也可能加重出血倾向
	3. 粒细胞减少的患者	对乙酰氨基酚、布洛芬等药物有可能引起粒细胞减少，虽然发生率比较低，但应慎用，以免造成不良后果
结语		患有血液系统疾病的患者，在选用感冒药的时候一定要慎重

174. 哮喘和痰多患者用药时应注意什么

注意事项	1. 哮喘患者	阿司匹林可诱发哮喘，称为"阿司匹林哮喘"。所以，此类患者应尽量避免选用含有阿司匹林成分的感冒药。另外，哮喘患者有可能对其他解热镇痛药，如对乙酰氨基酚、布洛芬、双氯芬酸等有交叉过敏反应，发生轻度的支气管痉挛，或加重哮喘发作。因此对于含有此类成分的感冒药也应慎用
	2. 痰多的慢性支气管炎和肺炎患者	右美沙芬和可待因具有镇咳作用，可影响痰液的排出，使大量痰液阻塞呼吸道。抗组胺药，如氯苯那敏、苯海拉明等会抑制腺体的分泌，使痰液变稠而难排出。因此，痰多的慢性支气管炎和肺炎患者应慎用含有这些成分的感冒药，以免加重不适症状。此类患者在应用感冒药的同时，可以加用一些祛痰药，如氨溴索、乙酰半胱氨酸、复方甘草合剂等
结语		现在市面上大多数感冒药为复方制剂，在购买使用前应注意其中的主要成分，必要时应询问驻点医师或药师

175. 心肾功能不全者用感冒药应注意什么

注意事项	1. 心血管系统疾病患者	如高血压、心功能不全的患者应慎用含有布洛芬、苯海拉明、氯苯那敏的感冒药，因为这几种药物可引起尿潴留及水肿，会加重心脏的负担
	2. 肾功能不全的患者	感冒药中的解热镇痛成分，如阿司匹林、对乙酰氨基酚、布洛芬等都有可能会影响肾功能，尤其在肾功能低下时还会加重对肾脏的毒性，金刚烷胺经肾脏排泄，会引起肾功能障碍，所以肾功能不全的患者应慎用含有此类成分的感冒药
结语		老年患者的心肾功能往往出现一定的衰退，应避免使用上述药品，如需使用应密切观察

176. 前列腺肥大的男性用感冒药应注意什么

注意事项	对于患有前列腺肥大的中老年患者，在服用感冒药物时应尽量避免使用含有氯苯那敏、苯海拉明等抗组胺成分的感冒药
	同时禁用含麻黄碱成分的感冒药，慎用含伪麻黄碱成分的感冒药，以免引发尿潴留
结语	建议这些患者治疗感冒时首选一些中成药如双黄连口服液、抗病毒冲剂、板蓝根冲剂来减轻症状，同时叮嘱患者多饮水，注意休息

177. 哪些特殊人群需慎用感冒药物

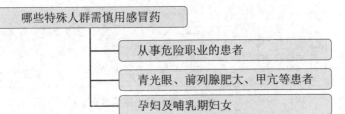

哪些特殊人群需慎用感冒药
- 从事危险职业的患者
- 青光眼、前列腺肥大、甲亢等患者
- 孕妇及哺乳期妇女

注意事项	1. 感冒药中的抗组胺药氯苯那敏、苯海拉明等成分可引起嗜睡，故从事危险职业的患者，如高空作业者、操纵机床者、驾驶员等应避免使用含有此类成分的感冒药
	2. 感冒药中的氯苯那敏和苯海拉明等成分可能会引起眼内压升高、尿潴留等不良反应，患有青光眼、膀胱颈部梗阻、前列腺肥大、甲亢的患者应慎用含有此类成分的感冒药，同时这些患者还应慎用含有盐酸伪麻黄碱的感冒药，因为盐酸伪麻黄碱可引起水肿、尿潴留等不良反应
	3. 感冒药中所含的许多成分，如阿司匹林、布洛芬、氯苯那敏、苯海拉明、右美沙芬、可待因、金刚烷胺都可能会对胎儿产生不良影响，所以，孕妇及哺乳期妇女在用药前一定要先咨询医师或药师
结语	服药前应仔细阅读说明书中的注意事项，根据自身情况选择药品

178. 孕妇用感冒药应注意哪些问题

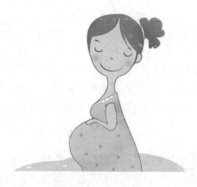

注意事项	药物对胎儿的不良影响主要取决于用药方式、剂量、时间长短和药物毒性等因素，应具体情况具体分析，一般只有药物对孕妇的益处多于对胎儿的危险时才考虑在孕期用药
	怀孕头 3 个月（12 周以内）最好禁用一切药物，这 3 个月正是胚胎形成的关键时期。如果孕妇感冒，症状不是特别严重，可以采取非药物疗法，如多饮开水，多食用新鲜的蔬果，保持大便通畅。怀孕中期也要慎用药，到了怀孕晚期，一般来说对孕妇、胎儿都没有太大的影响了。孕期感冒发烧，可以听从医生的医嘱，选用一些毒副作用较少的，具有清热解毒、抗病毒作用的中草药
结语	"是药三分毒"，孕期药物治疗对胎儿而言不容忽视，包括一些中成药，均没有绝对安全性。所以，孕妇切忌擅自胡乱买药服用，正确的方式是去医院诊治，在医生的指导下选用安全有效的抗感冒药物，以免造成对孕妇、胎儿的影响

179. 孕妇感冒发热了该怎么办

孕妇感冒 发热时注 意事项	孕妇感冒但不发热，或体温不超过 38℃，一般对胎儿不会产生影响
	如高烧达 39℃以上且持续 3 天以上，应去医院做 B 超检查，以确定胎儿可能受损的风险度，并决定是否终止妊娠。此外，有时候感冒出现高热，很可能是因感冒而引起的并发症，如肺炎、肾盂肾炎等，应及时到医院就诊，尽早治疗
结语	治疗上可采用湿毛巾冷敷、30%左右酒精（或白酒冲淡 1 倍）擦浴，可起到物理降温作用，若体温不退，可选用柴胡注射液药物退热。有明确的细菌感染证据，如扁桃体红肿、咳黄痰、流脓鼻涕等，要在医生指导下，选择安全的抗生素

180. 孕妇感冒咳嗽了该怎么办

孕妇感冒 咳嗽了应 采取的治 疗措施	1. 当发现轻微咳嗽时，可多喝温开水，能缓解咳嗽症状，一般医生不提倡使用药物治疗轻度感冒、咳嗽
	2. 用梨、冰糖、红枣煮水喝，制作方法：将梨切成丁，与红枣先煮，随后加冰糖继续煮。这种办法简单易行，每天喝几杯会有助于治疗咳嗽
	3. 喝淡盐水，对缓解支气管炎、咽喉炎和呼吸道感染引起的咳嗽有较好的效果，并能起到预防作用
结语	孕妇出现咳嗽，首先要寻找发病原因。由于孕妇抵抗力较弱，周围空气质量不佳会影响孕妇的呼吸系统，引起过敏性咳嗽，同时空气中悬浮的感冒病毒也可致病引起咳嗽。应及时调理和治疗，感冒引起的咳嗽大多很快痊愈。建议可先采用中药食疗法来治疗咳嗽，必要时可用止咳药水

181. 为什么孕妇感冒不要首先采用药物治疗

孕妇感冒不要首先采用药物治疗的原因	怀孕期间，孕妇体内的酶有一定改变，使药物不易代谢和排泄，可引起蓄积性中毒，且药物副作用也会对胎儿产生影响
	孕妇感冒时不必急着服药，最好不服药，不妨先尝试药品之外其他治疗方法，如摄入维生素 C 和补充大量水分，以排出体内的病毒，加上充足的睡眠等等，若非药物处理无效，病情继续加重就需要找医生进行治疗了
结语	目前尚无针对感冒病毒的特效药物，现在我们所使用的感冒药，只是缓解感冒的症状而已

182. 建议孕妇选用哪些治疗感冒的食疗方

建议孕妇选用的食疗方	1. 感冒初期	可用鸡汤煮面条，经常喝鸡汤可增强人体的自然抵抗能力，预防感冒的发生，如果在鸡汤中稍加一些胡椒、生姜等调味品，还具有治疗感冒的作用。具体方法：用嫩母鸡一只，洗剖干净，加水煮，食时取鸡汤加进调味品（胡椒、生姜、葱花）煮面条吃，趁热吃完后会感到身体也微微发热，再盖好被子睡一觉，此时若是感冒初期一次就可见效。如果出现咳嗽，可用鸡蛋一只打匀，加入少量白砂糖及生姜汁，用半杯开水冲服 2～3 次即可止咳
	2. "风寒感冒"：在妊娠期间，出现畏寒重而发热轻，无汗，全身肌肉酸痛，鼻塞流清涕，咳嗽吐稀白痰，口不渴或渴喜热饮，舌苔薄白的情况，考虑孕妇患有"风寒感冒"，可运用"发汗解表"的方法治疗	（1）大米 100 克煮成稀粥，然后加米醋两匙、葱须、姜末适量，趁热吃。 （2）带皮生姜 10 片，带须葱头 10 只，红糖适量，加粳米煮粥热服 1 碗，每日 1 次，连服数日。 （3）大白菜根 3 个，洗净切片，加大葱根 7 个，煎汤 1 碗，加白糖适量，趁热服下，盖被出汗。 （4）生姜丝 25 克、萝卜丝 50 克，加水适量煎 15 分钟，再加适量红糖煮沸，趁热喝下，盖被出汗

建议孕妇选用的食疗方	3．"风热感冒"：在妊娠期间，出现发热、微恶寒、无汗或少汗、头痛、咳嗽、口渴或胎动不安、舌边尖红、舌苔薄白，考虑孕妇患有"风热感冒"，宜用"辛凉解表"的方法治疗	（1）野菊花 10 克，用 300ml 开水冲泡饮用，每日数次。 （2）牛蒡子 15 克，粳米 50 克，冰糖适量。先将牛蒡子洗净，加水 300ml，煎至 100ml，取汁，加粳米，再加水 40ml，煮成稠粥。每日两剂，分两次温热服之
	4．咳嗽高热：当妊娠期间，出现高热、口渴、气喘、咳痰黄稠，或痰中带有铁锈色，宜选用"清热宣肺"的方法治疗	（1）将芦根 150 克切段去节，放入砂锅内，加水 300ml，煎至 200ml，去渣，加粳米 50 克，再加水 250ml，按常法煮成稀粥服用，每日 2～3 剂，分 2～3 次稍温服之。 （2）银花 15 克，加水 300ml，煎汤，加白糖调味服用，每日 2～3 剂，分 2～3 次饮用
结语		大部分准妈妈因为怀孕而导致抵抗力下降，稍不注意就伤风感冒，出现头痛、咳嗽、鼻塞等症状，服药治疗又担心会对宝宝有不良影响。在感冒初起时，可以尝试通过饮食来调理身体的方法，达到预防疾病加重和治疗感冒双重效果的"食疗"方法。但必须提醒大家注意的是，这些方法主要还是起辅助的作用，效果也会因人而异，如果运用后，感冒症状仍持续加重，还是建议在医生的指导下进行治疗

183. 怀孕期间感冒了应如何正确用药

怀孕期间用药的注意事项	1. 抗感冒药	大多是复合制剂，含有多种成分，常见的有泰诺、日夜百服宁、感冒通、康泰克、白加黑、克感敏、快克、速效伤风胶囊等，这些药大都含抗组胺成分，孕期不宜服用，特别是孕 4 周前。值得注意的是，对于含双氯芬酸成分及含抗病毒药成分的感冒药等，怀孕期间应全程避免使用，因为这两种成分有致畸胎作用。感冒药主要是对症药物，治标不治本，且对孕妇来说不是安全药品，所以建议孕妇感冒最好不用抗感冒药
	2. 抗病毒药	如利巴韦林（病毒唑）、阿昔洛韦、金刚烷胺等均对胎儿有不良影响，孕妇不宜使用，若必须使用，应在医生指导下应用
	3. 抗生素	无明确的细菌感染证据，如发热、咳黄痰、流脓涕等，孕妇感冒建议不用抗生素，因为抗生素可通过胎盘作用于胎儿，对胎儿构成危害；若必须用抗生素，则要在医生指导下应用。一般来说，青霉素类、头孢菌素类、大环内酯类（如红霉素、阿奇霉素等）、多黏菌素类在孕期使用多无妨碍，对胎儿无明显副作用。而氨基糖苷类（如庆大霉素、链霉素、卡那霉素等）、四环素、氯霉素等抗生素及合成抗菌药喹诺酮类、磺胺类，还有抗真菌药物均对孕妇和胎儿有危害，孕妇需禁用
	4. 退热药	如安乃近、吲哚美辛（消炎痛）、复方氨基比林等，吲哚美辛是孕妇禁忌退热药，阿司匹林影响孕妇和胎儿凝血功能，在孕 32 周后也不宜使用。感冒伴有高热，多预示病情较重，应及时找医生治疗
	5. 化痰、止咳药	一般比较安全，但含碘制剂的止咳药，孕妇不宜使用
结语		"是药三分毒"，孕期药物治疗对胎儿而言不容忽视，包括一些中成药，均没有绝对安全性。所以，孕妇切忌擅自胡乱买药服用，正确的方式是去医院诊治，在医生的指导下选用安全有效的抗感冒药物，以免对孕妇、胎儿造成不良影响。药物对胎儿的不良影响主要取决于用药方式、剂量、时间长短和药物毒性等因素，应具体情况具体分析，一般只有药物对孕妇的益处多于对胎儿的危险时才考虑在孕期用药。怀孕头 3 个月（12 周以内）最好禁用一切药物，这 3 个月正是胚胎形成的关键时期。如果孕妇感冒，症状不是特别严重，可以采取非药物疗法，如多饮开水，多食用新鲜蔬果，保持大便通畅。孕中期也要慎用药，到了孕晚期，一般来说对孕妇、胎儿都没有太大的影响了。孕期感冒发烧，可以听从医生的医嘱，选用一些毒副作用较少的，具有清热解毒、抗病毒作用的中草药

184. 治疗儿童感冒应注意和遵循哪些原则

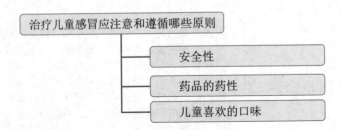

选择儿童感冒药时应该遵循三大注意和两大原则	安全性	由于小儿的肝脏解毒功能和肾脏排泄功能不足，因此小儿用药量要小，应根据体重或年龄计算用药剂量或按说明书服用
	药品的药性	小儿对药物的耐受性、反应性也和大人有所不同，一般婴幼儿不用镇咳药及止泻药
	儿童喜欢的口味	如婴儿口服药只能用糖浆、冲剂、水剂等，年长儿童可用片剂、药丸，服药时应避免呛咳及误吸入气道，病情严重时常不能口服给药而需要静脉给药。两大原则即药品的有效性和副作用
结语		感冒是儿童常见病，一年四季均可发生，治疗儿童感冒的药物较多，但如果使用不当，会适得其反

185. 如何正确治疗儿童感冒

儿童不同于成人，感冒后治疗方法也有别于成人，主要有以下5种治疗方法	1. 不要急于退热	发热是身体的一种防御性反应，既有利于歼灭入侵的病毒、细菌，又有利于孩子的正常生长发育。当体温在37.5～38.5℃时，不必用药，休息好、多喝水；对有高热惊厥史的儿童，体温达38℃时应用退热和镇静药；但高热时（39℃以上）应在医生指导下退热。退热的最好办法是物理降温，如冷敷、酒精擦浴等，应松解衣被，以便散热。如物理方法不能使体温下降，可配合使用退热药。常用的退热药有：10%～20%安乃近滴鼻液，每次1～3滴；小儿退热栓，每次0.5～1粒，塞入肛门，每天不超过3次，退热后停用。不要使用APC（复方阿司匹林），因为APC有兴奋作用，而婴幼儿的神经抑制机制尚未健全，高热时使用，易诱发惊厥，还会因大量出汗引起虚脱，甚至因血液中游离胆红素堆积而出现黄疸。特别提醒家长，成人常用的退热药——阿司匹林、感冒通、速效伤风感冒胶囊等不可给儿童用，以免诱发消化道出血、白细胞和血小板减少或血尿
	2. 不要随便使用抗生素	感冒大多为病毒感染，抗生素对病毒无效。常用的抗病毒药： （1）三氮唑核苷，每日10～20mg/kg，分3次服，或按每日10～15mg/kg肌内注射或静脉滴注。 （2）板蓝根冲剂，每次半袋，每日3次，开水冲服。 （3）双嘧达莫（潘生丁）每日2次，每次5～25mg，口服。以上药物可酌情选用，效果比较可靠，副作用小
	3. 在下列情况下，可考虑合用抗生素	服用抗病毒药物不能退热；预防6月龄以下婴儿发生继发性细菌感染；血液检查白细胞数明显增高；经常患扁桃体炎；出现支气管炎或肺炎
	4. 无论用何种药物，都要注意以下几个问题：	（1）剂量不得过大，服用时间不应过久。 （2）服药期间多喝开水，以利药物的吸收和排泄，减少药物对儿童身体的毒害。 （3）3岁以下小儿，肝、肾还未发育成熟，不要口服或注射扑热息痛。 （4）儿童或其家庭成员有解热药过敏史者，不要用退热药。 （5）退热药不要和碱性药同时服用，如小苏打、氨茶碱等，否则会降低退热的效果
	5. 中医的辨证施治	中医认为感冒是感受风邪所致，分风寒感冒和风热感冒两类，辨证施治疗效可靠，可以在医生的指导下选用中成药：如羚羊感冒片、桑菊感冒片等。
结语		儿童容易发生感冒及出现并发症。儿童感冒和成人的感冒不一样，主要是儿童身体的抵抗力非常弱，感染病毒的几率相对于成人来说比较高。同时也不能使用成人的药物，因为儿童身体的承受能力比较弱，应当选用温和的、中性的药物进行治疗，最好是遵照医生的建议进行治疗

186. 儿童感冒用药应注意哪些问题

小儿感冒用药，要特别注意的问题	1. 按时服药、剂量足量、不得过大、按疗程服用、时间不可过久
	2. 3 岁以下儿童，肝、肾还未发育成熟，不要口服或注射扑热息痛
	3. 儿童或其家庭成员有退热药过敏史者，要慎用此类药
	4. 退热药不要和碱性药同时服用，如小苏打、氨茶碱等，会降低退热的效果
	5. 用盐水漱口可减轻咽痛（1 杯水中放 1/2 茶匙盐）；感冒期间的饮食宜清淡易消化
	6. 服药期间多休息、多饮水，以利药物的吸收和体内有害物质排泄，减少药物对机体的毒性作用
	7. 关于退热药的使用。发热是身体的一种防御性反应，既有利于消灭入侵的病菌，又有利于孩子的正常生长发育
结语	儿童各系统发育未完善，对外界的抵抗力弱，是最易感冒的人群。而治疗疾病的各种药物，均可能导致不同的毒副作用，因此儿童用药更应慎重。需在专科医生的指导下，选择适当的药物治疗，最好服用儿童专用感冒药。退热的最好办法是物理降温，如冷敷、酒精擦浴等。如物理方法不能使体温下降，发生高热时（39℃以上）应在医生指导下使用退热药。常用的退热药有：10%～20%安乃近滴鼻液、小儿退热栓等。要慎用 APC（复方阿司匹林），尤其是 3 岁以下的儿童，一般不主张使用这类药

187. 中医对儿童感冒是如何辨证施治的

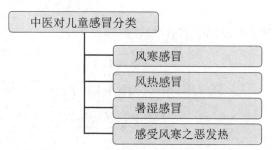

中医对儿童感冒的辨证施治	1. 风寒感冒	多在冬春季节发病，其他季节也可发生，为感受风寒之邪引起。主要症状为发热、畏寒、头痛、无汗、鼻塞、流清涕、打喷嚏、咳嗽等。治疗宜辛温散寒、发汗解表。可选用风寒感冒冲剂，7岁以上儿童每次服1/2袋(每袋8g)，3～7岁服1/3袋
	2. 风热感冒	为外感风热引起，或由风寒感冒转化而生，四时都可发生，主要症状为高热不退、面红目赤、咽喉红肿、流黄鼻涕等。治疗宜辛凉解表、宣肺清寒。可选用小儿感冒颗粒(冲剂)，用开水冲服，1岁以每次6g(每袋12g或每袋6g)；1～3岁6～12g；4～7岁12～18g；8～12岁24g，每日2次。或选用小儿热速清口服液，1岁以内每次服2.5～5ml(每支10ml)；1～3岁5～10ml；3～7岁15ml；7～12岁15～20ml，每3～4次。其他尚有风热感冒冲剂、桑菊感冒片、银翘解毒颗粒(冲剂)可供选用，照说明书按儿童剂量服用
	3. 暑湿感冒	主要发生在夏天暑热季节。除有各感冒症状外，还有发热、汗出不畅、恶心呕吐、腹泻腹痛等表现，又称为"热伤风"。治疗宜清暑化湿、解表和中。可选用藿香正气口服液(每支10ml)，7岁以上服3～5ml；3～7岁服2～4ml，每日2次
	4. 感受风寒之恶发热	内有食滞或伴泄泻呕吐的胃肠型感冒患儿，可选用午时茶颗粒(冲剂)；暑热口渴、小儿痱毒者可用金银花露口服液；暑热便秘、口渴心烦、口舌生疮者可用导赤丸，但1岁以内小儿慎服
结语		儿童感冒大多由病毒引起，应用抗病毒或对症治疗，疗效不太明显。中医根据风寒、风热、伤暑等病因的不同进行辨证选用非处方中成药治疗，方便、安全且疗效好。非处方中成药治疗儿童感冒尽管对降温、发汗都有好处，减轻感冒症状也快，但小儿脏腑娇嫩，病情快，易并发上呼吸道感染及肺炎等。用非处方中成药治疗2～3天症状不减或病情反而加重者，应尽快到医院治疗，以防贻误病情

188. 对付儿童轻型感冒有什么小妙招

```
对付儿童轻型感冒有什么小妙招
            ├─ 服用中成药
            ├─ 施行中医推拿法
            └─ 使用家居验方
```

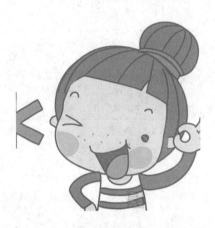

对付儿童轻型感冒的小妙招	1. 服用中成药	（1）风寒感冒　常表现为发热较轻，不出汗，畏寒怕冷，喜欢让妈妈抱在怀里。同时，宝宝流清水鼻涕、咳嗽阵阵、痰清稀易咳出、舌苔薄白。可使用小儿感冒冲剂、午时茶、柴黄冲剂等药物，剂量遵从医嘱
		（2）风热感冒　常常发热较高、汗多、口唇红、咽干痛，鼻塞有黄鼻涕，咳嗽声音重浊，痰少不易咳出，舌苔黄腻。可使用小儿清热解毒口服液、板蓝根冲剂等药物，剂量遵从医嘱
	2. 施行中医推拿法	（1）发热　清天河水。推天柱骨各 200 次，揉小天心 30～50 次
		（2）鼻塞　揉迎香。擦鼻旁 100 次
		（3）咳嗽　捏挤天突 30 次，下推膻中，揉肺俞各 50～100 次

对付儿童轻型感冒的小妙招	3. 使用家居验方	（1）香菜根、葱根各 15g，煎水后加适量冰糖代茶饮
		（2）白菜根 20g、生姜 3 片、红糖 60g 一同煮水，热饮
		（3）鲜芦根 30g，煮水代茶饮
		（4）咳嗽有痰的宝宝，可以用生梨煮水喝
结语	儿童患感冒后，如果症状不重、没有发热，可根据出现的症状和表现，在家中向医生咨询，并在医生指导下酌情服用一些中成药	

189. 怎样治疗婴幼儿流行性感冒

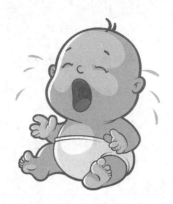

	对婴幼儿流行性感冒（流感）治疗应做到早期、严密观察、加强支持和预防并发症
婴幼儿流行性感冒的治疗方法	婴幼儿是流感的好发人群，在患流感时还容易同时累及其他器官，表现为流感病毒性肺炎、中毒型流感或胃肠型流感等。因此婴幼儿流感一定要早期就诊、早期诊断和治疗，及早使用抗病毒药物及对症治疗药物
	对于婴幼儿高热，一定要注意预防高热引起的惊厥，但要慎用解热镇痛药物，以免引起过度出汗、体内水分不够而虚脱。退热药禁用阿司匹林或水杨酸制剂，因为这类药物会引起肝脏和神经系统脂肪浸润的一种并发症，即 Reye 综合征
	在治疗时要细心照料并密切观察病情的变化，加强支持治疗和预防并发症。其中包括休息、多饮水、注意营养，饮食要易于消化，如果吃硬的食物会令喉头充血，增加黏膜表面伤口及感染机会，少吃肥腻食物，以免外感传里，病情加重，此外还需要保持室内空气通畅
结语	婴幼儿流感的常见并发症是肺炎、病毒性心肌炎和神经系统的并发症，当并发肺炎时孩子会出现咳嗽加剧、痰多伴气急，医生在肺部可听诊到哮鸣音和细湿啰音。并发病毒性心肌炎时孩子会有心悸、胸闷的感觉，医生检查有心动过速、期前收缩或心音低钝，心电图异常，心肌酶也会升高。所以对有以上症状的儿童要立即就诊做相关检查，及早诊断和治疗

190. 儿童感冒用药要谨防哪些误区

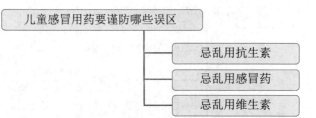

儿童感冒用药误区	1. 忌乱用抗生素	一般人们将抗生素类药统称为"消炎药",但是消炎药并不等于抗生素。儿童患感冒的原因,主要是病毒引起,抗生素不但对病毒不起作用,反而破坏体内正常菌群,导致机体抵抗力下降
	2. 忌乱用感冒药	由于儿童肝肾代谢功能较差,体内某些酶系统尚未成熟,中枢神经系统调节功能也未稳定,故对多种药物的耐受力较差,极易发生不良反应,所以许多感冒药是儿童忌服的,必须在医生指导下服用。新生儿禁用退烧药(如阿司匹林、小儿退热片、APC 等),儿童慎用阿司匹林,忌服速效感冒胶囊
	3. 忌乱用维生素	不要以为儿童吃维生素百益无害,"是药三分毒",不合理服用不但无益反而有害。维生素 D 吃多了会中毒,出现厌食、发热、烦躁、哭闹,甚至肾损害;大量服用维生素 C 会引起腹痛、腹泻,甚至酸中毒
结语		在给儿童用药的时候,一定要买儿童专用的感冒药,它的成分和剂量跟成人是完全不同的,经过研究那些成分对儿童危害很小。有的大人把自己的感冒药减量给儿童服用,这样可能因为儿童肝肾功能不全,造成损害,所以一定要买儿童专用的

191. 如何选用儿童感冒止咳糖浆

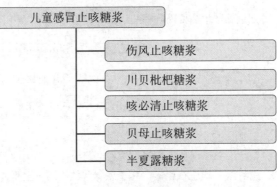

```
儿童感冒止咳糖浆
            ├── 伤风止咳糖浆
            ├── 川贝枇杷糖浆
            ├── 咳必清止咳糖浆
            ├── 贝母止咳糖浆
            └── 半夏露糖浆
```

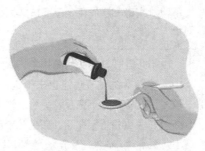

如何选用儿童感冒止咳糖浆	伤风止咳糖浆含有盐酸非那根、氯化铵等成分，以止咳为主，兼有化痰作用。因含有非那根，具有一定的镇静抗过敏作用，适于孩子夜间频咳、哭闹不安，影响睡眠时服用，可起到安静入睡、减少咳嗽的效果，但不宜经常服用
	川贝枇杷糖浆由川贝母、桔梗、杏仁、枇杷叶等中药材为主要原料组成，具有止咳祛痰之功能。适用于伤风感冒、支气管炎、肺炎以及膜炎引起的咳嗽
	咳必清止咳糖浆是一种非成瘾性中枢镇咳剂，具有轻度的阿托品样作用和局部麻醉作用，适用于干咳无痰。如小儿咳嗽有痰，不分痰稀痰稠、痰多痰少，均不宜服用
	贝母止咳糖浆由川贝母、桑皮、陈皮等中药材组成，具有清热散结，润肺化痰之功效
	半夏露糖浆具有止咳化痰功效，适用于各种急、慢性支气管炎、肺炎引起的痰多咳嗽、痰液黏稠等症

结语	咳嗽本身不是一种独立的疾病，而是一种清除呼吸道异物的防御性反应。一般情况下，轻微的咳嗽，对身体无妨，可不必用止咳药。但咳嗽加重给儿童带来痛苦时，则要酌情选用止咳药。儿童止咳药多为糖浆，其中的主要成分是盐酸麻黄碱、氯化铵、苯巴比妥、甘草、喷托维林（咳必清）、牡荆油和止咳化痰类中药，如桔梗、贝母、百部、杏仁、半夏等，过多或不对症服用，都会产生一定的副作用

192. 怎样推拿可减轻小儿感冒发热症状

中医根据小儿发热的病因，将发热分为外感发热、阴虚发热、伤食发热等多种类型。

外感风寒发热	可采用清肺经（自无名指掌面末节指纹推向指尖）300 次、清天河水（自前臂内侧正中至腕横纹推向肘横纹）100 次、开天门（自小儿眉心推向前发际边缘）100 次、推坎宫（自小儿眉心沿眉端向两旁推至眉梢）100 次、揉太阳（按揉眉梢后太阳穴）100 次等推拿方法，达到宣肺解表退热的目的。一般这类患儿经过推拿治疗一次后体温就可以降下来，下午体温会略有波动，第二天再采取同样手法治疗后体温基本可控制在正常范围。如果结合用热水浸泡双脚，促进出汗，其效果更佳
结语	临床上小儿发热以外感为多，所以小儿若是低热可以试试上述手法，这样既方便，也可以避免药物的副作用。这类患儿起病较急，推拿治疗效果较好，但家长在家自行治疗效果不佳的时候，一定要到医院接受正规的治疗

193. 治疗儿童感冒都有哪些中成药

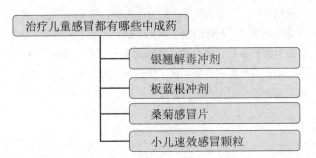

家庭需要常备的几种小儿感冒中成药	1. 银翘解毒冲剂	清凉解毒、清热消毒，用于风热感冒、发热头痛、咳嗽口干、喉咙疼痛
	2. 板蓝根冲剂	清热解毒、凉血利咽、消肿，用于扁桃体炎、腮腺炎、咽喉肿痛，防治传染性肝炎、小儿麻疹等
	3. 桑菊感冒片	疏风清热、宣肺止咳，用于风热感冒，初期头痛、咳嗽口干、咽痛
	4. 小儿速效感冒颗粒	抗感冒，用于伤风引起的鼻塞、喷嚏、头痛、咽喉痛、发热等，感冒初期及时使用效果更佳
结语	常见的儿童感冒药品牌很多，而这些感冒药虽然药厂不同、品牌不同，但主要配方都是目前最常见的"小儿氨酚烷胺"。"小儿氨酚烷胺"配方是由国家核准通过使用，并被国内各大药厂普遍采用的儿童感冒药配方。其主要成分中，对乙酰氨基酚有解热镇痛的作用，盐酸金刚烷胺可以有效抵抗流感病毒，人工牛黄用于解热、镇惊，咖啡因能增强解热镇痛的效果，并减轻其他药物导致的嗜睡、头晕等症状，马来酸氯苯那敏是一种抗过敏药物，能减轻儿童流涕、鼻塞、打喷嚏等症状	

194. 老年人感冒应如何合理用药

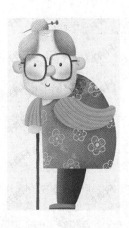

老年人感冒应合理用药	老年人感冒，应慎重选药。由于老年人组织器官逐步老化，功能逐步降低，这种状态会影响药物的吸收、分布、代谢和排泄。同时，老年人常常患有其他系统的多种慢性疾病，如高血压、冠心病、糖尿病等，长期服用一些药物，需注意各类药物合用后的药物间的相互作用，以免加重药物的毒性作用
	正确使用药物，尽量减少毒副作用和药源性疾病，对获得预期疗效尤为重要。某些感冒药会对肝、肾、脑等重要器官产生不同程度的损害。不少感冒药虽然能够迅速缓解症状，但同时也带来很多毒副作用，解热镇痛成分会引起肝肾功能损害，抗过敏成分会加重老年人的前列腺肿大
结语	所以，老年人用药时，应减少同时应用药物的种数，不随便用药，要少用药，用药宜从小剂量开始，须注意个体间的差异，不长时间用药，应在专科医生的指导下用药

195. 老年人用感冒药应注意哪些问题

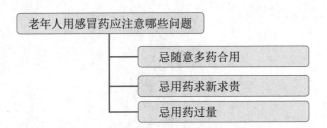

老年人使用感冒药的注意事项	1. 忌随意多药合用	药物之间会有配伍禁忌，同时服用过多的药物，容易产生药物间的相互作用，轻则使药物作用增强或减弱，重则出现不良反应，甚至发生毒性作用。如阿司匹林与降糖药合用，可增强降糖药作用而出现低血糖反应，甚至休克；乙酰螺旋霉素与头孢氨苄合用，它们的抗菌作用都会减弱。因此患感冒的老年人，如果需同时服药治疗其他一些慢性疾病，千万不要同时服用许多药物，应抓住主要矛盾，先治急性病。建议可以在医生的指导下，暂时停用治疗慢性病的药物，尽量减少辅助用药，将必须服用的药物的用药时间错开，间隔时间一般需在 2 小时以上
	2. 忌用药求新求贵	一种新药问世，虽然已经通过临床疗效观察，但仍需长时间的疗效检验，新药对一般人而言，也许疗效比老药好，毒性比老药少，但因为新药在研发过程中，其最初的临床研究一般并不采用老年人作为观察对象，而用药后对老年人的不良反应，可能在药物上市前不易发现，而且有些药物的不良反应往往要经过数年后才有所发现，所以老年人应慎用。建议还是选用已经上市多年、疗效确切、副作用小的药物为好
	3. 忌用药过量	使用一般常用药物的剂量是指成年人的用量，由于老年人脏器功能衰退，用药后代谢、排泄也明显变慢，导致药物在体内停留时间延长，如果采用常规剂量，用量可能就会偏大，容易产生不良反应，甚至中毒。建议可应用年龄计算法，推算老年人的用药剂量，如：60~80 岁老人，为成年人用药量的 1/2~4/5；80 岁以上的老人，为成年人用药量的 1/2
结语		老年人生病了，往往会"病急乱投医"，没有仔细看药品说明书，就急着吃药，希望药吃下去就能够"药到病除"。这往往会适得其反

196. 怎样治疗老年人流行性感冒

老年人流行性感冒的治疗	老年人是流行性感冒（流感）的好发人群，在患流感时还容易出现并发症，表现为流感病毒性肺炎、中毒型流感或胃肠型流感，要早期就诊、早期诊断和治疗，在治疗时要细心照料并密切观察病情的变化，加强支持治疗和预防并发症	
	多休息、多饮水、注意营养，饮食要易于消化，如果吃硬的食物会令喉头充血，增加黏膜表面伤口及感染机会，少吃肥腻食物，以免令外感传里，病情加倍严重，此外还需要保持室内空气通畅。及早使用抗病毒药物及对症治疗药物	
	如果出现高热要慎用解热镇痛药物，以免引起过度出汗、体内水分不够，导致虚脱	
	有慢性呼吸道疾病的老年人如果有气急、胸闷等不适要吸氧，如果有咳嗽、痰多而黏稠要注意翻身、拍背，促进痰液排出，预防窒息发生。由于感染流感后机体免疫力更加低下，容易合并继发的细菌感染、呼吸衰竭和中毒血症等，所以对这类患者要预防性的使用抗生素，注意观察动脉的血气变化，监测患者的生命体征，以免发生休克等	
结语	老年人是流感的好发人群，在患流感时还容易出现并发症，表现为流感病毒性肺炎、中毒型流感或胃肠型流感等	

197. 普通感冒要不要使用抗生素

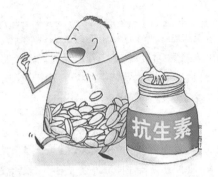

普通感冒要不要使用抗生素	伤风感冒是一种最常见的疾病，也是引起发热的最常见原因。可以说，每个人都免不了要患感冒，伤风感冒不是细菌引起的病症，而是由病毒所致，所以应用抗生素治疗对病毒是毫无损伤的，感冒了就服用抗生素就是无效的滥用药物，不但起不到治疗效果，而且会增加患者细菌耐药性，甚至对肝、肾、耳等重要器官造成不必要的损害
	所以患感冒后一般情况下不必应用抗生素，而应该服些抗病毒药，如病毒灵、抗病毒口服液、板蓝根冲剂等。如果不伴有发热，可不服药
结语	一般来说，只要不并发感染，1周便可自愈。但是如果继发细菌感染，且症状比较严重的话，才有必要根据病原菌种类选用敏感的抗生素，以缩短病程、缓解症状，避免病情加重

198. 治疗流感要不要使用抗生素

治疗流感需要使用抗生素的人群	有慢性基础疾病的人是流感的易感人群，尤其是患有慢性支气管炎的人如果合并流感后往往会出现继发的细菌感染，引起咳嗽加剧、咳痰量增加和咳脓痰、呼吸困难也会加重，有的人可能会由于病情加重出现肺通气功能下降，引起机体缺氧和二氧化碳的蓄积，导致全身多个脏器功能衰竭，甚至会致死。在流感流行季节，慢性支气管炎死亡的人数也比较多，这与流感的流行不无关系，所以对于这类有肺部基础疾病或有免疫抑制的人群（如白血病、糖尿病等）可以使用适当的抗生素来预防细菌的感染，减少并发症的发生，预防疾病加重，降低流感的死亡率
结语	流感是由流感病毒感染引起的呼吸道传染病，因为抗生素是针对细菌的药物，对病毒无作用，一般患流感的人不需要使用抗生素。对于流感患者使用抗生素不能减轻临床症状，也不能缩短疾病的过程。但有的患者或医生在治疗流感时总要常规使用抗生素，似乎这样才"双保险"，其实这样反而造成抗生素的滥用，长此以往，会加重细菌的耐药现象，造成医疗资源的浪费

199. 感冒伴有胃肠道症状应如何治疗

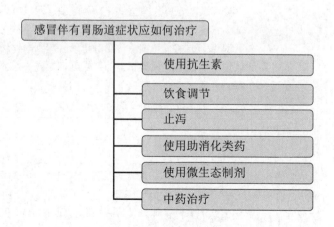

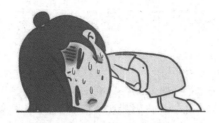

感冒伴有胃肠道症状时，对腹泻的治疗原则	1. 使用抗生素	如果合并细菌感染应选用黄连素、诺氟沙星（氟哌酸）等
	2. 饮食调节	不应采用禁食疗法，因饥饿状态会使肠蠕动增加、肠壁消化液分泌过多而加重腹泻。患病期间不要饮酒，因酒会导致胃肠黏膜扩张充血使病情加重。应选择流食或半流食，如米粥、面条、牛奶等少渣食物
	3. 止泻	可用吸附收敛止泻药如十六角蒙脱石（思密达）。原因不明的非感染性腹泻，多为病毒引起。思密达在肠道内可以吸附肠内化学物质、毒素及病毒，还可保护肠黏膜起收敛止泻作用。也可使用抑制肠蠕动类的止泻药，如洛哌丁胺（易蒙停）、复方苯乙哌啶、匹维溴铵（得舒特）等。这些药物可抑制肠道过多蠕动，减少排便
	4. 使用助消化类药	可用多酶片、酵母片及胰酶胶囊（得每通）等助消化药，促进消化液的分泌，帮助消化，改善食欲
	5. 使用微生态制剂	消化道的细菌种类有几百种，数量以万亿计，其中很大一部分细菌对人体是有益的，如乳酸菌、双歧杆菌等。正常情况下，这些有益菌能抑制和抵抗多种致病菌的生长繁殖，也可消除肠道内有害细菌分泌的毒素，起到净化环境、维持人体健康的作用。一旦正常菌群受到抑制或被杀死，可出现致病菌大量繁殖而导致菌群失调，则会出现腹泻。所以要服微生态制剂，维持菌群平衡
	6. 中药治疗	可选用葛根芩连汤、附子理中丸，对症施治
结语		由病毒引起的感冒，通常是以上呼吸道局部症状为主，但也有部分患者有腹泻、胃不适、纳差等症状，称为胃肠型感冒，而且即使控制了上呼吸道症状及腹泻，但胃肠道功能紊乱还要持续较长一段时间。所以对于这样的患者，不仅要治疗感冒，还要注意胃肠道功能紊乱问题

200. 感冒后咳嗽持续不愈治疗时要注意什么

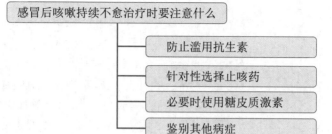

感冒后咳嗽持续不愈治疗时的注意事项	1. 防止滥用抗生素	有些人感冒后咳嗽不断，可持续 8 周，甚至更久，确实令人烦恼。以往对待感冒后咳嗽存在认识上的误区，往往认为咳嗽持续不愈是呼吸道感染性炎症未彻底治愈，因此长期使用抗生素，甚至不断随意更换抗生素。其实是完全错误的做法，感冒后咳嗽并非细菌感染未控制所引起，而是由于病毒感染后呼吸道上皮损伤和气道非特异性炎症所致，并无细菌感染性炎症的因素，所以抗菌药物治疗并无疗效
	2. 针对性选择止咳药	感冒后咳嗽具有自限性，通常能逐渐缓解，但病情迁延数周，必然会或多或少的影响工作和生活。对于此类迁延不愈的咳嗽，可选用中枢镇咳和第一代抗组胺药物，亦可联合使用抗胆碱能药物（异丙托溴铵），还可选用含那可丁、氨茶碱、盐酸甲氧那明的复方制剂（复方甲氧那明胶囊）
	3. 必要时使用糖皮质激素	如果咳嗽剧烈，持续时间长，经上述药物治疗无效，可以短期吸入糖皮质激素类药物，如丙酸倍氯米松、布地奈德、氟替卡松等。但是在使用这些药物之前，一定要经过医师详细检查和诊断，并且在医师指导和随访观察下使用，以确保治疗效果
	4. 鉴别其他病症	长期咳嗽总是治疗不愈者，应到医院做进一步检查，以及时发现可能存在的其他引起急、慢性咳嗽的病因，以免延误诊治
结语		咳嗽几乎涉及呼吸系统的所有疾病及呼吸道外的病变，以咳嗽为主要或唯一症状，咳嗽时间大于或等于 8 周，胸部 X 线检查无明显病变者称为不明原因慢性咳嗽(简称慢性咳嗽)

201. 中医对不同类型的感冒如何治疗

中医对不同类型的感冒如何治疗	1. 风寒型感冒	患者除了有鼻塞、打喷嚏、咳嗽、头痛等一般症状外，还有畏寒、低热、无汗、流清涕、吐稀薄白色痰等特点。这种感冒与患者感受风寒有关，治疗应以辛温解表为原则。患者可选用伤风感冒冲剂、感冒清热冲剂、九味羌活丸、通宣理肺丸、午时茶颗粒等药物治疗。若患者兼有内热便秘的症状，可服用防风通圣丸治疗。风寒型感冒患者忌用桑菊感冒片、银翘解毒片、羚翘解毒片、复方感冒片等药物
	2. 风热型感冒	患者除了有鼻塞、流涕、咳嗽、头痛等感冒的一般症状外，还有发热重、痰液黏稠呈黄色等特点。治疗应以辛凉解表为原则。患者可选用感冒退热冲剂、板蓝根冲剂、银翘解毒丸、羚羊解毒丸等药物治疗。风热型感冒患者忌用九味羌活丸、通宣理肺丸等药物
	3. 暑湿型感冒	患者表现为畏寒、发热、口淡无味、头痛、头胀、腹痛、腹泻等症状。此类型感冒多发生在夏季，治疗应以清暑、祛湿、解表为主。患者可选用藿香正气水、银翘解毒丸等药物治疗。如果患者的胃肠道症状较重，不宜选用保和丸、山楂丸、香砂养胃丸等药物
	4. 时行感冒	患者的症状与风热感冒的症状相似。但时行感冒患者较风热感冒患者的症状重，患者可表现为高热、怕冷、寒战、头痛剧烈、肢体酸痛、疲乏无力等症状，治疗应以清热解毒、疏风透表为主。患者可选用防风通圣丸、重感灵片等药物治疗。如果时行感冒的患者单用银翘解毒片、强力银翘片、桑菊感冒片或牛黄解毒片等药物治疗，则疗效较差
结语		总之，感冒患者应根据自身的病情特点选用不同的中成药治疗，否则会影响疗效，延误病情

202. 风寒感冒的治疗原则是什么

风寒感冒的治疗原则	辛温解表，宣肺散寒。可用荆防败毒散治疗，其中以荆芥、防风解表散寒；柴胡、薄荷解表疏风；羌活、独活散寒除湿，为治肢体疼痛之要药；川芎活血散风止头痛；枳壳、前胡、桔梗宣肺理气；茯苓、甘草化痰和中	
	风寒重，恶寒甚者	加麻黄、桂枝，头痛加白芷，项背强痛加葛根；风寒夹湿，身热不扬，身重苔腻，脉濡者，用羌活胜湿汤加减；风寒兼气滞，胸闷呕恶者，用香苏散加减
	表寒兼里热，又称"寒包火"	发热恶寒，鼻塞声重，周身酸痛，无汗口渴，咽痛，咳嗽气急，痰黄黏稠，或尿赤便秘，舌苔黄白相兼，脉浮数，解表清里，用双解汤加减。服中成药可选用感冒清热冲剂、正柴胡饮冲剂、感冒软胶囊、川芎茶调散、通宣理肺丸等。服药后可喝些热粥或热汤，微微出汗，以助药力驱散风寒
	患风寒感冒可服用的验方	葱白5节、淡豆豉9g、生姜3片，水煎服，每日1次；或生姜30g、红糖30g，煎汤分3次服用
结语	风寒感冒治疗原则是辛温解表，宣肺散寒	

203. 风热感冒的治疗原则是什么

风热感冒的治疗原则	风热感冒的治疗原则是以辛凉解表、宣肺清热为主	
	治疗的代表方剂	银翘散，该方以金银花、连翘辛凉透表，兼以清热解毒；薄荷、荆芥、淡豆豉疏风解表，透热外出；桔梗、牛蒡子、甘草宣肺祛痰，利咽散结；竹叶、芦根甘凉轻清，清热生津止渴。发热甚者，加黄芩、石膏、大青叶清热；头痛重者，加桑叶、菊花、蔓荆子清利头目；咽喉肿痛者，加板蓝根、玄参利咽解毒；咳嗽痰黄者，加黄芩、知母、浙贝母、杏仁、瓜蒌壳清肺化痰；口渴重者，重用芦根，加花粉、知母清热生津。时行感冒，呈流行性发生，寒战高热，全身酸痛，酸软无力，或有化热传变之势，重在清热解毒，方中加大青叶、板蓝根、蚤休、贯众、石膏等
	中成药	服中成药可选用银翘解毒丸（片）、羚翘解毒丸、桑菊感冒片、板蓝根冲剂等。如发热较重、咽喉肿痛明显，可以配服双黄连口服液（冲剂）、清热解毒口服液。这些药具有较好的清热解毒作用
	患风热感冒可以服用的验方	薄荷 3g、芦根 30g、板蓝根 15g、生甘草 6g，每日 1 剂；或竹叶 10g、薄荷 3g、杏仁 9g、连翘 9g，每日 1 剂
结语	患风热感冒要多饮水、饮食宜清淡，可以喝萝卜汤或梨汤	

204. 暑湿感冒的治疗原则是什么

暑湿感冒的治疗原则	暑湿感冒的治疗原则，主要是采用清暑祛湿的方药	
	方药	新加香薷饮。本方以香薷发汗解表；金银花、连翘辛凉解表；厚朴、扁豆和中化湿
	暑热偏盛	加黄连、青蒿、鲜荷叶、鲜芦根清暑泄热；湿困卫表，身重少汗恶风，加清豆卷、藿香、佩兰芳香化湿宣表
	小便短赤	加六一散、赤茯苓清热利湿
	常用的中成药	有祛暑丸、暑湿感冒冲剂、金衣祛暑丸、藿香正气丸、清暑益气丸和小儿暑感宁糖浆等
结语	暑湿感冒的治疗原则，主要是采用清暑祛湿的方药	

205. 流行性感冒与普通感冒治疗上有何差异

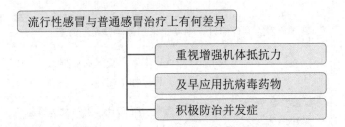

与普通感冒相比，治疗流行性感冒应注意三点	1. 重视增强机体抵抗力	充分的休息和足够的睡眠是迅速减轻症状、促进自愈、早日康复的前提，同时亦可减少传染他人的机会
	2. 及早应用抗病毒药物	如金刚烷胺、病毒唑等，在控制流行性感冒暴发过程中，也可以作为预防性服药，保护有可能因为患流行性感冒而发生危险的人群
	3. 积极防治并发症	流行性感冒的并发症包括继发性细菌性上呼吸道感染、气管炎、支气管炎及肺炎，故应严密观察病情，尤其是婴幼儿及老年患者，须注意其体温、血常规、痰色、痰量等的变化，及时防治继发细菌感染
结语	流行性感冒的治疗原则和普通感冒基本相同	

206. 目前抗流感病毒药物有哪几类

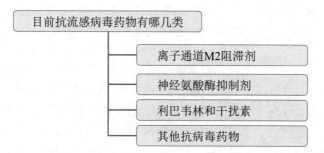

常用的抗流感病毒药物分为四类	离子通道M2阻滞剂	只对甲型流感病毒有效，治疗患者中约有 30%可分离到耐药毒株。神经氨酸酶抑制剂对甲、乙型流感病毒均有很好作用，耐药发生率低。离子通道 M2 阻滞剂有金刚烷胺和金刚乙胺两种。盐酸金刚烷胺是 1966 年被美国批准的第一个抗病毒化学药物，它是对称的三环胺盐酸盐，随后临床使用的盐酸金刚乙胺是前者的乙基类似物。两个药物仅对甲型流感病毒的复制有明显的抑制活性，作用机制是通过干扰离子通道 M2 蛋白功能抑制流感病毒复制的早期阶段
	神经氨酸酶抑制剂	包括奥司他韦和扎那米韦，二者于 1999 年在美国被批准用于治疗甲型和乙型流感病毒的感染，奥司他韦在 2000 年被批准作为流感的预防用药。这两个药物与流感病毒神经氨酸酶活性点的保守残基段特异性结合，造成酶失活，使依附在糖蛋白和糖脂上的末端唾液酸断开受阻，最终导致流感病毒毒粒不能从宿主细胞表面脱离以及中断病毒从呼吸道黏膜播散。由于丙型流感病毒缺少真正的神经氨酸酶，所以这两个药物只对甲型和乙型流感病毒感染有效。另外，流感病毒的神经氨酸酶的结构相对比较保守，所以基因突变的流感病毒神经氨酸酶的结构并不会出现太大的变化，因此神经氨酸酶抑制剂可能对新的病毒还是有效的，目前关于这类药物的耐药还比较少，而且这类药物对流行性感冒具有预防作用

续表

常用的抗流感病毒药物分为四类	利巴韦林和干扰素	它们并不是特异性针对流感病毒的，只是通用的抗病毒药，可以作用于多种病毒。利巴韦林是 1972 年合成的鸟苷类似物，美国批准它用于治疗呼吸道合胞病毒（RSV）感染以及与干扰素合用治疗丙型肝炎（HCV）。然而，利巴韦林具有广谱的抗 DNA 和 RNA 病毒活性，抑制流感病毒的机制是干扰病毒 mRNA 帽子形成与延伸，同时直接抑制病毒 RNA 多聚酶，利巴韦林在体内外均能抑制甲型和乙型流感病毒，可喷雾、口服及静脉给药，主要用于较严重的流感并发症，如流感病毒肺炎、心肌炎等。干扰素是人细胞因子中的一种，主要分两大类，即干扰素 α/β 及干扰素 γ，干扰素 α/β 具有较强的广谱的抗 DNA 和 RNA 病毒的活性。干扰素诱生的抗病毒活性机制是多途径的，包括影响几条生物信号传递直接抑制病毒复制，也能诱导细胞毒 T 淋巴细胞和天然杀伤细胞活性而间接控制病毒繁殖。干扰素与金刚烷胺、金刚乙胺、利巴韦林或神经氨酸酶抑制剂合用可增强抗病毒效果；干扰素必须非口服给药，临床上常用皮下注射，干扰素也在严重流感并发症治疗中发挥作用
	其他抗病毒药物	药物蛋白酶抑制剂抑肽酶（aprotinin）具有抑制流感病毒神经氨酸酶的活性，作为气雾剂使用有益于改善临床症状。氧化氮在体外试验中也可抑制流感病毒复制。此外，维生素 E 也能间接预防流感病毒感染。但由于疗效还不确定，目前在临床上使用并不多
结语		目前常用的抗流感病毒药物分为四类：即离子通道 M2 阻滞剂、神经氨酸酶抑制剂、利巴韦林和干扰素及其他抗病毒药物。其中前两种药物在抗流感病毒方面最有效

207. 为什么抗流感病毒药物越早用效果越好

抗流感病毒药物越早用效果越好的原因	要了解抗病毒药物的使用时机，首先让我们了解流感病毒侵入机体引起病变的过程		流感病毒主要借助病毒表面的血凝素（H），与呼吸道黏膜上皮细胞表面的相应受体结合，吸附在宿主的呼吸道上皮细胞上。又借助病毒表面的神经氨酸酶（N）作用于核蛋白的受体，使病毒和上皮细胞的核蛋白结合，在核内组成可溶性抗原，并渗出至胞质周围，复制子代病毒，通过神经氨酸酶的作用，以出芽方式排出上皮细胞。一个复制过程的周期为4～6小时，排出的病毒扩散至附近细胞，产生炎症反应
			临床上出现发热、肌肉痛和白细胞减少等全身毒血症样反应
	目前疗效最确定的抗流感病毒药物	离子通道M2阻滞剂	离子通道M2阻滞剂金刚烷胺可特异性地抑制甲型流感病毒，阻止病毒进入细胞内，同时还抑制病毒脱壳和释放核酸，影响病毒的复制和装配
		神经氨酸酶抑制剂	神经氨酸酶抑制剂抑制病毒自宿主细胞表面释放，对病毒的扩散和复制具有关键的作用；早期（感染后48小时内）使用抗病毒药物才能有效阻止病毒的复制和对上皮细胞的进一步损害，从而减少病毒的量和减轻患者的症状，缩短疾病的病程，因此一定要及早用药
结语			待病毒大量复制、扩散后再使用药物已经无太大意义了，所以推荐在感染病毒后48小时内用药。患者需掌握流感的常识，出现早期症状时应就诊以免错过用药最好时机

208. 抗流感病毒药物有何副作用

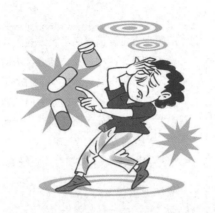

抗流感病毒药物有何副作用	1. 离子通道 M2 阻滞剂	抗流感病毒药物中离子通道 M2 阻滞剂包括金刚烷胺和金刚乙胺，这类药物的不良反应包括中枢神经系统反应和胃肠道反应，其中枢神经系统不良反应有神经质、焦虑、注意力不集中和轻微头痛等，其中金刚烷胺较金刚乙胺的发生率高。胃肠道反应主要表现为恶心和呕吐，这些不良反应一般较轻，停药后大多可迅速消失
	2. 神经氨酸酶抑制剂	包括奥司他韦（oseltamivir，达菲）和扎那米韦，我国目前只有奥司他韦被批准用于临床。奥司他韦不良反应少，一般为恶心、呕吐等消化道症状，也有腹痛、头痛、头晕、失眠、咳嗽、乏力等报道。进餐时服药会减轻胃肠道的不良反应。扎那米韦的常见不良反应有头疼、气管炎、恶心呕吐和腹泻。较罕见的是此药可能影响呼吸道容积及峰值呼吸流量率，所以哮喘患者及有呼吸道障碍的患者应慎用
	3. 非特异性抗流感病毒的药物	这类药物包括病毒唑和干扰素。病毒唑口服及静脉使用时可能引起恶心、皮疹、贫血、抑郁等不良反应；干扰素的不良反应多是全身性，主要影响造血系统，包括头疼、白细胞及血小板减少，此外还有神经毒性症状
结语		总的来讲，使用正常剂量的抗病毒药物不会产生太多的不良反应，安全性是非常好的。但每个人对药物的反应有个体差异，尤其是对于有肝功能和肾功能不全的患者在使用抗病毒药物时需要调整剂量，并密切观察其不良反应，一旦出现严重的不良反应，要及时停药

209. 对流感患者有哪些对症治疗措施

对流感患者的对症治疗措施	隔离 1 周或至主要症状消失。宜卧床休息，多饮水，给予易消化的流质或半流质饮食，保持鼻咽及口腔清洁，补充维生素 C、维生素 B_1 等，预防并发症
	对发热、头痛者应予对症治疗；但不宜使用含有阿司匹林的退热药，尤其是 16 岁以下患者，因为该药可能与 Reye 综合征的发生有关。对高热、食欲不振、呕吐者应予以静脉补液
	抗病毒治疗
	继发性细菌感染的治疗
结语	流行性感冒的治疗是综合治疗，包括隔离患者，切断传播途径、及早应用抗流感病毒药物、加强支持治疗和预防并发症及合理应用对症治疗药物等。因为抗流感病毒药物治疗只有早期（起病 1~2 天内）使用才能取得最佳疗效，但很多患者在就诊时已经错过了抗病毒的最佳时机，因此对症治疗就显得尤为重要

210. 甲型 H1N1 流感的治疗原则是什么

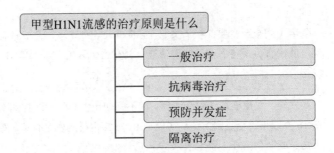

甲型 H1N1 流感的治疗原则	一般治疗	多休息，多饮水，增加营养，给予易于消化的饮食，密切观察病情变化，对高热病例可给予退热治疗
	抗病毒治疗	研究显示，甲型 H1N1 流感病毒目前对神经氨酸酶抑制剂奥司他韦、扎那米韦敏感，对金刚烷胺和金刚乙胺耐药。对于临床症状较轻且无合并症、病情趋于自限的甲型 H1N1 流感病例，无需积极应用神经氨酸酶抑制剂。对于发病时即病情严重、发病后病情呈动态恶化的病例，感染甲型 H1N1 流感的高危人群应及时给予神经氨酸酶抑制剂进行抗病毒治疗。开始给药时间应尽可能在发病 48 小时以内（以 36 小时内为最佳）。对于较易成为重症病例的高危人群，一旦出现流感样症状，不是必须等待病毒核酸检测结果，即可开始抗病毒治疗。孕妇在出现流感样症状之后，宜尽早给予神经氨酸酶抑制剂治疗
	预防并发症	密切观察病情变化，监测并预防并发症发生，在明确有继发细菌感染时可使用抗菌药物进行治疗
	隔离治疗	重症患者或有可能发展为重症患者的病例住院隔离治疗，轻型患者和疑似病例可在家进行隔离治疗
结语		体温恢复正常 3 天，其他流感样症状基本消失，临床情况稳定，可以出院。因基础疾病或合并症较重，需较长时间住院治疗的甲型 H1N1 流感病例，在咽拭子甲型 H1N1 流感病毒核酸检测转为阴性后，可从隔离病房转至相应病房做进一步治疗

211. 人禽流感的治疗原则是什么

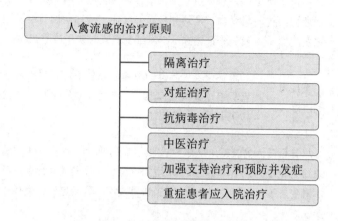

隔离治疗		对疑似病例、临床诊断病例和确诊病例应进行隔离治疗
对症治疗		可应用解热药、缓解鼻黏膜充血药、止咳祛痰药等。儿童忌用阿司匹林或含阿司匹林以及其他水杨酸制剂的药物，避免引起儿童综合征
抗病毒治疗	应在发病48小时内使用抗流感病毒药物	（1）神经氨酸酶抑制剂奥司他韦，为新型抗流感病毒药物，实验室研究表明对禽流感病毒H5N1和H9N2有抑制作用
		（2）离子通道M2阻滞剂金刚烷胺和金刚乙胺可抑制禽流感病毒株的复制，早期应用可能有助于阻止病情发展，减轻病情，改善预后，但某些毒株可能对金刚烷胺和金刚乙胺有耐药性，应用中应根据具体情况选择
中医治疗		对轻症患者采用清热解毒、宣肺化湿、调和胃肠的方法，对重症患者采用清肺解毒、扶正固脱疗法，可选用适当中药汤剂治疗。也可以应用中成药，包括解表清热类、清热解毒类、清热开窍类、清热祛湿类、扶正固脱类，也可配合使用生脉饮口服液、百令胶囊、金水宝胶囊等

患人禽流感应趁早治疗，很快则可痊愈。人禽流感的治疗原则

续表

患人禽流感应趁早治疗，很快则可痊愈。人禽流感的治疗原则	加强支持治疗和预防并发症	注意休息、多饮水、增强营养，给予易于消化的饮食，密切观察，监测并预防并发症。应在明确有继发细菌感染时或有充分证据提示继发细菌感染时使用抗菌药物
	重症患者的治疗	重症或发生肺炎的患者应入院治疗，对出现呼吸功能障碍者应给予吸气及其他呼吸支持，对发生其他并发症患者应积极采取相应治疗措施
	结语	尽管目前人禽流感只是在局部地区出现，但是，考虑人类对禽流感病毒普遍缺乏免疫力、人类感染 H5N1 型禽流感病毒后的高病死率以及可能出现的病毒变异等，世界卫生组织(WHO)认为该疾病可能是对人类存在潜在威胁的疾病之一

212. 发现人禽流感病例一定要隔离吗

人禽流感病例一定要隔离	传播方式	禽流感病毒主要通过呼吸道进入人体传染给人。人类直接接触受禽流感病毒感染的家禽及其粪便或直接接触禽流感病毒可以被感染，人与人之间通过说话、咳嗽、打喷嚏而传播。因此对人感染高致病性禽流感病例和疑似病例都要及时隔离，对密切接触者也要按照情况进行隔离或医学观察，期限暂定为 7 天（自最后接触病禽、死禽或患者、疑似患者之日算起），观察期间不限制医学观察对象的活动，但观察对象活动范围需在动物禽流感疫区范围内（疫点周围 3km）。这样对保护易感者，防止疾病蔓延都有好处
		采取隔离措施对患者本身也有利，因若接触过多的人群，那些"健康带菌者""健康带病毒者"的细菌和病毒对健康人不致病，但对体质已减弱，抵抗力已降低，机体处于失常状态的患者则可施展出其破坏能力，增加并发症的发生率及加重病情，岂不是火上浇油
	结语	所以对人禽流感患者一定要采取隔离治疗

213. 哪些抗病毒药物对人禽流感治疗有效

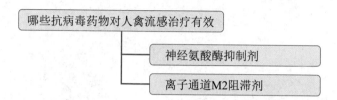

目前主要有两种抗病毒药物应用于人禽流感	1. 神经氨酸酶抑制剂	奥司他韦，为新型抗流感病毒药物，实验室研究表明对禽流感病毒 H5N1 和 H9N2 有抑制作用
	2. 离子通道 M2 阻滞剂	金刚烷胺和金刚乙胺可抑制禽流感病毒株的复制，早期应用可能有助于阻止病情发展，减轻病情，改善预后，但某些毒株可能对金刚烷胺和金刚乙胺有耐药性，应根据具体情况选择
结语		目前并没有的治疗流感的特效药物，但是临床证明，早期即在发病 48 小时内使用抗流感病毒药物，可以对病情的控制起到一定的作用

214. 为何重症人禽流感要接受氧疗和机械通气治疗

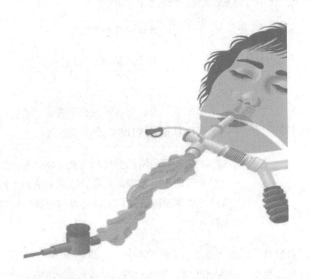

重症人禽流感要接受氧疗和机械通气治疗的原因	重症人禽流感患者由于呼吸受阻，应当将其送入 ICU 病房进行救治，低氧血症患者应积极进行氧疗，通过鼻导管或面罩给氧，保证患者动脉血氧分压＞60mmHg
	如经常规氧疗患者低氧血症仍不能得到纠正，应及时进行机械通气治疗，以保证患者的生命安全
	治疗应按照急性呼吸窘迫综合征的治疗原则，可采取低潮气量（6ml/kg）并加用适当呼气末正压（PEEP）的保护性肺通气策略。同时加强呼吸道管理，防止机械通气的相关合并症
	机械通气过程中应注意室内通风、空气流向和医护人员防护，防止交叉感染
结语	普通患者、病情较轻患者，并不需要接受氧疗和机械通气治疗，但重症人禽流感患者由于呼吸受阻应当将其送入 ICU 病房进行救治

215. 治疗感冒的药物是如何分类的

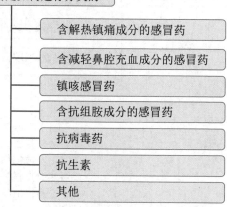

常用的感冒药物有近百种，根据其成分可分为七大类	1. 含解热镇痛成分的感冒药	如对乙酰氨基酚、双氯芬酸钠、复方氨基比林，其中尤以对乙酰氨基酚最为常用，这种成分专门对付感冒时的发热、疼痛症状
	2. 含减轻鼻腔充血成分的感冒药	如盐酸伪麻黄碱、盐酸麻黄碱；原先大量使用的盐酸苯丙醇胺已被禁用，这种成分主要用于减轻感冒时鼻塞、流涕、喷嚏等症状
	3. 镇咳感冒药	如氢溴酸右美沙芬、盐酸二氧异丙嗪等；感冒引起的咳嗽频繁者使用喷托维林、复方甘草合剂；咳嗽痰多，痰液黏稠者，则可加用必嗽平；这类成分中常常涉及植物药成分
	4. 含抗组胺成分的感冒药	如扑尔敏、盐酸苯海拉明。用于减少过敏、变态症状
	5. 抗病毒药	如利巴韦林、金刚烷胺、吗啉胍（病毒灵）
	6. 抗生素	感冒继发细菌感染时可根据病原菌选用敏感的抗菌药物，如青霉素类、头孢菌素类、大环内酯类和喹诺酮类等
	7. 其他	中成药、中药等中药制剂，如抗病毒冲剂、苦甘冲剂、大青叶合剂（板蓝根为大青叶根），感冒清热冲剂、双黄连、清开灵等
结语		感冒药种类繁多，仔细阅读说明书，合理使用，才能有效治疗感冒

216. 含解热镇痛成分的感冒药常用的有哪些

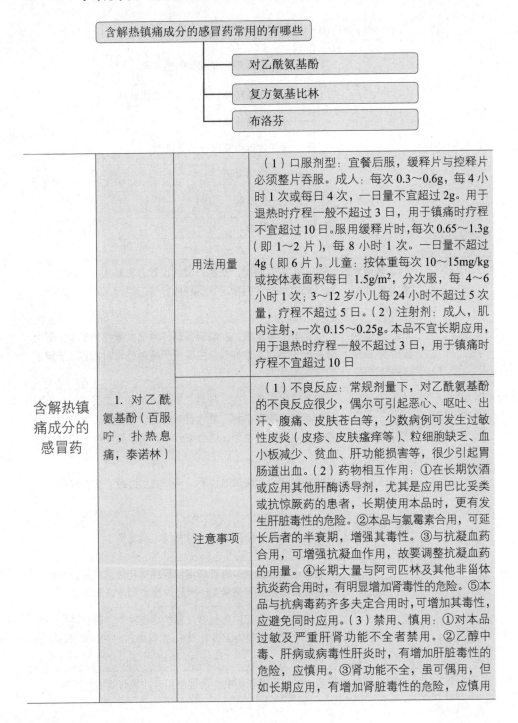

		用法用量	（1）口服剂型：宜餐后服，缓释片与控释片必须整片吞服。成人：每次 0.3～0.6g，每 4 小时 1 次或每日 4 次，一日量不宜超过 2g。用于退热时疗程一般不超过 3 日，用于镇痛时疗程不宜超过 10 日。服用缓释片时，每次 0.65～1.3g（即 1～2 片），每 8 小时 1 次。一日量不超过 4g（即 6 片）。儿童：按体重每次 10～15mg/kg 或按体表面积每日 1.5g/m²，分次服，每 4～6 小时 1 次；3～12 岁小儿每 24 小时不超过 5 次量，疗程不超过 5 日。（2）注射剂：成人，肌内注射，一次 0.15～0.25g。本品不宜长期应用，用于退热时疗程一般不超过 3 日，用于镇痛时疗程不宜超过 10 日
含解热镇痛成分的感冒药	1. 对乙酰氨基酚（百服咛，扑热息痛，泰诺林）	注意事项	（1）不良反应：常规剂量下，对乙酰氨基酚的不良反应很少，偶尔可引起恶心、呕吐、出汗、腹痛、皮肤苍白等，少数病例可发生过敏性皮炎（皮疹、皮肤瘙痒等）、粒细胞缺乏、血小板减少、贫血、肝功能损害等，很少引起胃肠道出血。（2）药物相互作用：①在长期饮酒或应用其他肝酶诱导剂，尤其是应用巴比妥类或抗惊厥药的患者，长期使用本品时，更有发生肝脏毒性的危险。②本品与氯霉素合用，可延长后者的半衰期，增强其毒性。③与抗凝血药合用，可增强抗凝血作用，故要调整抗凝血药的用量。④长期大量与阿司匹林及其他非甾体抗炎药合用时，有明显增加肾毒性的危险。⑤本品与抗病毒药齐多夫定合用时，可增加其毒性，应避免同时应用。（3）禁用、慎用：①对本品过敏及严重肝肾功能不全者禁用。②乙醇中毒、肝病或病毒性肝炎时，有增加肝脏毒性的危险，应慎用。③肾功能不全，虽可偶用，但如长期应用，有增加肾脏毒性的危险，应慎用

续表

含解热镇痛成分的感冒药	2. 复方氨基比林（复方氨林巴比妥，安痛定）	用法用量	注射液，肌内注射。成人一次 2ml，或遵医嘱。在监护情况下极量为一日 6ml。小儿两岁以下一次 0.5～1ml，2～5 岁一次 1～2ml，大于 5 岁一次 2ml。本品不宜连续使用
		注意事项	（1）不良反应：过敏性休克，表现为胸闷、头晕、恶心呕吐、血压下降、大汗淋漓等症状，应立即停药并抢救；粒细胞缺乏、紫癜，有时急性起病；皮疹、荨麻疹、表皮松解症等。（2）药物相互作用：巴比妥类药有抑制呼吸中枢作用，对能抑制呼吸的药物有加强作用，如硫酸庆大霉素等，应禁止同时应用。（3）禁用、慎用：①对本品、吡唑酮类或巴比妥类药物过敏者禁用。②呼吸系统有严重疾病及呼吸困难者慎用。③体弱者慎用。（4）其他：①本品仅可对症治疗，在解除高热症状后应对因治疗，在应用本品无明显效果时应改用其他方法治疗，避免盲目大量应用本品。②不得与其他药物混合注射。③长期使用可引起粒细胞减少、再生障碍性贫血及肝肾损害等严重中毒反应。④老年患者的肝肾功能有一定程度的生理性减退，应采用较小治疗量。⑤孕妇及哺乳期妇女用药尚不明确
	3. 布洛芬	用法用量	口服。需要时每 6～8 小时可重复使用，每 24 小时不超过 4 次，每次 5～10mg/kg
		注意事项	（1）不良反应：本品耐受性良好，副作用小，一般为轻度的肠、胃部不适，偶有皮疹和耳鸣、头痛及转氨酶升高等。也有引起胃肠道出血而加重溃疡的报道。（2）注意事项：①6 个月以下婴幼儿应遵医嘱。②将本品和其他所有药物应置于远离儿童接触的地方。③服用剂量不应超过推荐剂量，否则可能引起头痛、呕吐、倦怠、低血压及皮疹等。过量服用应立即请医生诊治。④有消化道溃疡病史患儿、肾功能不全患儿、心功能不全及高血压患儿慎用。⑤有支气管哮喘病患儿，请在医生指导下使用。⑥合并抗凝治疗的患儿，服药的最初几日应随时监测其凝血酶原时间。⑦连续用药三天以上，发热或疼痛仍未缓解需请医生诊治。⑧除非有医生的指导，在使用本药期间，勿再使用含布洛芬或其他解热镇痛成分的药物。⑨由于持续的呕吐、腹泻或液体摄入不足而出现明显的脱水需就医，以纠正水及电解质平衡
结语			解热镇痛药不良反应较多，在体温可以控制的情况下切不可合并使用，剂量过大容易造成肝脏及肾脏损害

217. 含减轻鼻腔充血成分的感冒药常用的有哪些

含减轻鼻腔充血成分的感冒药常用的有哪些

┌─ 盐酸伪麻黄碱
└─ 盐酸麻黄碱

含减轻鼻腔充血成分的感冒药	1. 盐酸伪麻黄碱	用法用量	口服。成人每12小时服1粒，24小时内不应超过2粒。餐后吞服
		注意事项	（1）不良反应：有较轻的兴奋作用，可引起失眠、头痛。（2）禁用、慎用：①对本品成分过敏者，驾驶机动车、操作机器以及高空作业者工作期间禁用。②严重的高血压、冠心病、脑血管病、服用单胺氧化酶抑制剂者禁用。③孕妇及哺乳期妇女、肝肾功能不全者慎用。④对盐酸伪麻黄碱敏感或不能耐受的患者禁用。（3）其他：不宜与氯霉素、巴比妥类、解痉药、酚妥拉明、洋地黄类药物同用
	2. 盐酸麻黄碱	用法用量	（1）慢性低血压，每次口服25～50mg，一日2～3次。（2）支气管哮喘，常用量：成人口服一次15～30mg，一日3次；极量：成人口服一次60mg，一日150mg
		注意事项	（1）不良反应：①对前列腺肥大者可引起排尿困难；②大剂量或长期使用可引起精神兴奋、震颤、焦虑、失眠、心痛、心悸、心动过速等。（2）药物相互作用：①与肾上腺皮质激素合用，本品可增加它们的代谢清除率，须调整皮质激素的剂量。②尿碱化剂，如制酸药、钙或镁的碳酸盐、枸橼酸盐、碳酸氢钠等，影响本品在尿中的排泄，增加本品的半衰期，延长作用时间，特别是如尿保持碱性几日或更长，患者大多致麻黄碱中毒，本品用量应调整。③与 α 受体阻滞药如酚妥拉明、

含减轻鼻腔充血成分的感冒药	2. 盐酸麻黄碱	注意事项	哌唑嗪、妥拉唑林以及吩噻嗪类药合用时，可对抗本品的加压作用。④与全麻药如氯仿、氟烷、异氟烷等同用，可使心肌对拟交感胺类药反应更敏感，有发生室性心律失常危险，必须同用时，本品用量应减小。⑤与三环类抗抑郁药如马普替林同用时，降低本品的加压作用。⑥与洋地黄苷类合用，可致心律失常。⑦与麦角新碱、麦角胺或缩宫素同用，可加剧血管收缩，导致严重高血压或外围组织缺血。⑧与多沙普仑同用，两者的加压作用均可增强。（3）禁用、慎用：甲状腺功能亢进、高血压、动脉硬化、心绞痛等病人禁用。（4）其他：①交叉过敏反应对其他拟交感胺类药，如肾上腺素、异丙肾上腺素等过敏者，对本品也过敏。②如有头痛、焦虑不安、心动过速、眩晕、多汗等症状出现时应注意停药或调整剂量。③短期内反复用药，作用可逐渐减弱（出现快速耐受现象），停药数小时后可以恢复。每日用药如不超过3次，则耐受现象不明显
结语	有心血管疾病患者在使用该类药品时应尤其注意		

218. 镇咳感冒药常用的有哪些

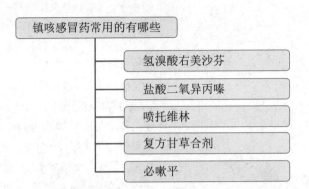

常用的镇咳感冒药	1. 氢溴酸右美沙芬(右美沙芬,普西兰,联邦克立停,小眉)	用法用量	口服。(1)片剂：每次 10～20mg，每日 3～4 次。(2)分散片：每次 15～30mg，每日 3～4 次。(3)胶囊：每次 15mg，每日 3～4 次。(4)颗粒剂：每次 15～30mg，每日 3～4 次。(5)咀嚼片：每次 15～30mg，每日 3～4 次。(6)口服液：每次 10ml，每日 3～4 次。(7)缓释混悬液：成人和 12 周岁以上儿童，常用量每日 2 次，每次 10ml。6～12 岁儿童，常用量每日 2 次，每次 5ml。2～6 岁儿童，常用量每日 2 次，每次 2.5ml。2 岁以下儿童，遵医嘱
		注意事项	（1）不良反应：①较常见的不良反应为头晕、头痛、嗜睡、易激动、嗳气、食欲不振、便秘、恶心、皮肤过敏等。②少见的不良反应有暂时性丙氨酸氨基转移酶（谷丙转氨酶）升高。（2）药物相互作用：①与单胺氧化酶抑制药合用时，可致高热、昏迷，甚至死亡。②与抗精神抑郁药物合用，可加重本品的不良反应。③胺碘酮可提高本品的血药浓度。④不宜与乙醇及其他中枢神经系统抑制药物并用，因可增强对中枢的抑制作用。（3）禁用、慎用：①下列情况禁用：对本品过敏者；有精神病史者；服用单胺氧化酶抑制药停药不满 2 周的患者；驾驶机、车、船及操作机器者工作时。②下列情况慎用：哮喘患者；痰多患者；肺功能不全患者。（4）其他：①滥用本品可见极轻精神依赖。②乙醇可增加本品的镇静及中枢抑制作用。③性状发生改变时禁用。④本品只有镇咳作用，使用时注意治疗咳嗽的原因，用药一周如症状不缓解，应去医院就诊

常用的镇咳感冒药	2. 盐酸二氧异丙嗪	用法用量	口服：一次 5mg（1 片），一日 3 次；极量：一次 10mg（2 片），一日 30mg（6 片）。儿童用量酌减
		注意事项	（1）不良反应：常见的不良反应为困倦、乏力等。（2）禁用、慎用：①高空作业及驾驶车辆、操纵机器者禁用。②癫痫、肝功能不全者慎用。（3）其他：治疗量与中毒量接近，不得超过极量
	3. 喷托维林（咳必清，枸橼酸维静宁，托可拉斯）	用法用量	口服：成人每次 25mg，每日 3～4 次。5 岁以上儿童每次 12.5mg，每日 2～3 次。餐后服
		注意事项	（1）不良反应：较常见的不良反应有便秘、轻度头痛、头晕、嗜睡、口干、恶心、腹胀、眩晕、皮肤过敏等。（2）禁用、慎用：①下列情况禁用：青光眼患者、心力衰弱患者、驾车及操作机器者工作时、呼吸功能不全者、因尿道前列腺功能紊乱而致尿潴留患者。②下列情况慎用：痰多患者、大咯血者。③孕妇及哺乳期妇女禁用。（3）药物相互作用：马来酸醋奋乃静、阿伐斯汀、阿吡坦、异戊巴比妥、安他唑啉、阿普比妥、阿扎他定、巴氯芬、溴哌利多、溴苯那敏、布克力嗪、丁苯诺啡、丁螺环酮、水合氯醛等可增加本品的中枢神经系统和呼吸系统的抑制作用。（4）其他：痰多患者使用本品宜与祛痰药合用
	4. 复方甘草合剂	用法用量	口服：成人一次 5～10ml，一日 3 次，服时振摇。儿童用量请咨询医师或药师
		注意事项	（1）不良反应：有轻微的恶心、呕吐反应。（2）禁用、慎用：①对本品成分过敏者禁用。②孕妇及哺乳期妇女慎用。③胃炎及溃疡患者慎用。④当本品性状发生改变时禁用。（3）药物相互作用：①服用本品时注意避免同时服用强力镇咳药。②如正在服用其他药品，使用本品前请咨询医师或药师。（4）其他：①儿童必须在成人监护下使用并放在儿童不能接触的地方。②如服用过量或发生严重不良反应时应立即就医

常用的镇咳感冒药	5. 必嗽平（盐酸溴己新，溴己铵，溴苄环己铵，必消痰）	用法用量	口服：成人每次 8～16mg，3 次/日。肌内注射：每次 4～8mg，1～2 次/日。静脉注射：每次 4～8mg，1～2 次/日。静脉滴注：每次 8mg，1 次/日
		注意事项	（1）不良反应：偶有恶心、胃部不适、血清转氨酶暂时升高等。（2）禁用、慎用：胃溃疡患者慎用
结语	对于痰多患者应联合祛痰药一起使用		

219. 含抗组胺成分的感冒药常用的有哪些

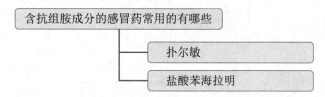

含抗组胺成分的感冒药	1. 扑尔敏（氯苯吡胺，氯非那敏，马来酸氯苯那敏片）	用法用量	口服。成人：一次 4mg，每日 2～3 次。儿童：每日按体重 0.35mg/kg，分 3～4 次服，6 岁以上可参照成人用量
		注意事项	（1）不良反应：可有胸闷、咽喉痛、疲劳、虚弱感、心悸或皮肤瘀斑、出血倾向，但皆很少见。此外，尚可有嗜睡、痰液黏稠。逾量的表现有排尿困难或排尿痛、头晕、口腔鼻喉部干燥、头痛、食欲减退、恶心、上腹部不适感或胃痛、皮疹。儿童易发生烦躁、焦虑、入睡困难和神经过敏，以及嗜睡、幻听、幻视。用量小，不良反应相对较少，以困倦为最常见，还有不少服用本品出现固定性药疹、荨麻疹，甚至过敏性休克的报告。此外，氯苯那敏可能发生一般抗组胺药极少见的粒细胞减少症和其他血质不调的毒性反应。近来也有氯苯那敏引起血管性水肿型药疹的报告。（2）禁用、慎用：①交叉过敏，对其他抗组胺药或下列药物过敏者，也可能对本药过敏，如麻黄碱、肾上腺素、异丙肾上腺素、间羟异丙肾上腺素（羟喘）、去甲肾上腺素等拟交感神经药。对碘过敏者对本品可能也有过敏，过敏者禁用。②下列情况应慎用：膀胱颈部梗阻、幽门十二指肠梗阻、消化性溃疡所致幽门狭窄、心血管疾病、青光眼（或有青光眼倾向者）、高血压、高血压危象、甲状腺功能亢进、前列腺肥大体征明显时。（3）药物相互作用：①同时饮酒或服用中枢神经抑制药，可促使抗组胺药药效增强。②本品可增强金刚烷胺、抗胆碱药、氟哌啶醇、吩噻嗪类以及拟交感神经药等的作用。③奎尼丁和本品同用，其类似阿托品样的效应加剧。④本品和三环类抗抑郁药同服时，可使后者增效。⑤与解热镇痛药配伍，可增强其镇痛和缓解感冒症状的作用。（4）其他：①用药期间不宜驾驶车辆，操作机器及高空作业。药品性状发生改变时禁用；如服用过量和发生严重不良反应时应立即就医；将药品放在儿童不能接触的地方。②老年人对常用剂量的反应较敏感，应注意适当地减量

续表

		用法用量	成人常用量：（1）口服，一次 25～50mg，一日 2～3 次。（2）深部肌内注射，一次 20mg，一日 1～2 次
含抗组胺成分的感冒药	2. 盐酸苯海拉明（苯那君，苯那准）	注意事项	（1）不良反应：①最常见的不良反应有呆滞、思睡、注意力不集中、疲乏、头晕、头昏、共济失调、恶心、呕吐、食欲不振等。②少见的不良反应有气急、胸闷、咳嗽、肌张力障碍等。有关于在给药后可发生牙关紧闭并伴喉痉挛的报道。③本品可影响神经－肌肉接头的传导，重症肌无力患者禁用。④会出现头晕、头痛、嗜睡、口干、恶心，故应避免从事危险操作。⑤可引起白细胞减少、皮疹，剂量过大时会出现昏迷、出汗、血压下降、休克，长期使用可诱发贫血。⑥临床症状中，意识受损是最常见的，精神行为异常和紧张性木僵类似，并常伴有焦虑，这是苯海拉明中毒的特异性症状。⑦其他的症状还有幻觉、瞳孔散大、心动过速。较少见为复视、呼吸功能不全和癫痫发作。有因苯海拉明过量引起死亡者。（2）禁用、慎用：①交叉过敏，尤其是对其他乙醇胺类药高度过敏者，对本品也过敏，应禁用。②重症肌无力、闭角型青光眼、前列腺肥大者禁用。（3）药物相互作用：①本品可短暂影响巴比妥类药和磺胺醋酰钠等的吸收。②与对氨基水杨酸钠同用可降低后者血药浓度。③可增强中枢神经抑制药的作用。（4）其他：①幽门十二指肠梗阻、消化性溃疡所致幽门狭窄、膀胱颈狭窄、甲状腺功能亢进、心血管病、高血压以及下呼吸道感染（包括哮喘）者不宜用本品。②应用本药后避免驾驶车辆、高空作业或操作机器。③本品的镇吐作用可给某些疾病的诊断造成困难。④本品性状发生改变时禁用。⑤若服用过量和出现严重不良反应，应立即就医
结语			该类药品不良反应明显，尤其是对从事高危行业的患者慎用

220. 抗感冒病毒的药物常用的有哪些

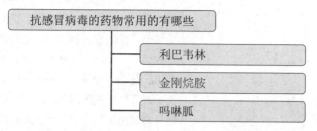

抗感冒病毒的药物	1. 利巴韦林（病毒唑、三氮唑核苷、尼斯可）	用法用量	口服：（1）病毒性呼吸道感染，成人一次 0.15g，一日 3 次，疗程 7 日。（2）皮肤疱疹病毒感染，成人一次 0.3g，一日 3 次，疗程 7 日。（3）6 岁以上儿童每日按体重 10mg/kg，分 4 次服用，疗程 7 日。6 岁以下小儿口服剂量未定
		注意事项	（1）不良反应：常见的不良反应有贫血、乏力等，停药后即消失。较少见的不良反应有疲倦、头痛、失眠、食欲减退、恶心、呕吐、轻度腹泻、便秘等，并可致红细胞、白细胞及血红蛋白下降。（2）禁用、慎用：①对利巴韦林片过敏者、孕妇禁用。利巴韦林片有较强的致畸作用，家兔日剂量 1mg/kg 即引起胚胎损害，故禁用于孕妇和有可能怀孕的妇女（利巴韦林片在体内消除很慢，停药后 4 周尚不能完全自体内清除）。②有严重贫血、肝功能异常者慎用。（3）药物相互作用：利巴韦林片与齐多夫定同用时有拮抗作用，因利巴韦林片可抑制齐多夫定转变成活性型的磷酸齐多夫定。（4）其他：①对诊断的干扰：口服利巴韦林片后引起血胆红素增高者可高达 25%，大剂量可引起血红蛋白含量下降。②尽早用药：呼吸道合胞病毒性肺炎病初 3 日内给药一般有效。③利巴韦林片不宜用于未经实验室确诊为呼吸道合胞病毒感染的患者。④长期或大剂量服用对肝功能血象有不良反应。⑤老年人不推荐应用
	2. 金刚烷胺（金刚胺、三环癸胺）	用法用量	口服：（1）抗震颤麻痹。口服，成人常用量：一次 100mg，每日 1～2 次，每日最大量为 400mg。肾功能障碍者应减量。（2）抗病毒。口服，成人常用量：一次 200mg，每日 1 次；或一次 100mg，每 12 小时 1 次，最大量为每日 200mg。（3）1～9 岁儿童，每 8 小时按体重 1.5～3mg/kg，或每 12 小时按体重 2.2～4.4mg/kg，也有推荐每 12 小时按体重 1.5mg/kg 给药的；每日最大量勿超过 150mg；9～12 岁儿童，每 12 小时口服 100mg；12 岁或 12 岁以上儿童，一般同成人量；新生儿与 1 岁内婴儿不用

抗感冒病毒的药物	2. 金刚烷胺(金刚胺、三环癸胺)	注意事项	（1）不良反应：①较常见的不良反应有幻觉、精神混乱，特别是老年患者，可能由于抗胆碱作用所致。②较少见的不良反应有排尿困难，以老年人为多；昏厥，常继发于直立性低血压；食欲消失、恶心。③极少见的不良反应有语言含糊不清，或不能控制的眼球滚动，一般是中枢神经系统兴奋过度或中毒的表现。④长期治疗中，常见的不良反应有足部或下肢肿胀；不能解释的呼吸短促；体重迅速增加。（2）禁用、慎用：①本品可由乳汁排泄，哺乳期妇女禁用。②本品对胚胎有毒性且对胎儿有致畸作用，孕妇应慎用。③有脑血管病或病史者、有反复发作的湿疹样皮疹病史、末梢性水肿、充血性心力衰竭、肾功能障碍、精神病、癫痫等情况应慎用。（3）药物相互作用：本品不宜与乙醇同用，后者会加强中枢神经系统的不良反应，如头昏、头重脚轻、昏厥、精神混乱及循环障碍。（4）其他：①抗震颤麻痹药、抗胆碱药、抗组胺药、吩噻嗪类或三环类抗抑郁药与本品合用，可加强阿托品样副作用，尤其对有精神混乱、幻觉及噩梦的患者，需调整这些药物或本品的用量。②中枢神经兴奋药与本品同用时，可加强中枢神经的兴奋作用，严重者可引起惊厥或心律失常等不良反应
	3. 吗啉胍（病毒灵、吗啉咪胍、盐酸吗啉双胍）	用法用量	口服：（1）成人：1 次量 0.1～0.2g，1 日 3～4次。（2）小儿每日 10mg/kg，分 3 次服用
		注意事项	（1）不良反应：可引起出汗、食欲不振及低血糖等反应。（2）禁用、慎用：①对本品过敏者禁用。②孕妇及哺乳期妇女用药副作用尚不明确。（3）药物相互作用：尚不明确
结语			该类药品对于孕妇及哺乳期妇女多有影响，应避免使用

221. 治疗感冒继发感染的抗生素常用的有哪些

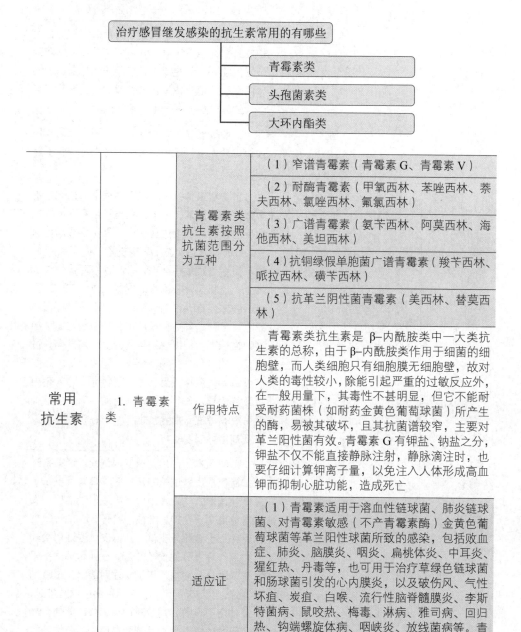

常用抗生素	1. 青霉素类	青霉素类抗生素按照抗菌范围分为五种	（1）窄谱青霉素（青霉素G、青霉素V）
			（2）耐酶青霉素（甲氧西林、苯唑西林、萘夫西林、氯唑西林、氟氯西林）
			（3）广谱青霉素（氨苄西林、阿莫西林、海他西林、美坦西林）
			（4）抗铜绿假单胞菌广谱青霉素（羧苄西林、哌拉西林、磺苄西林）
			（5）抗革兰阴性菌青霉素（美西林、替莫西林）
		作用特点	青霉素类抗生素是 β-内酰胺类中一大类抗生素的总称，由于β-内酰胺类作用于细菌的细胞壁，而人类细胞只有细胞膜无细胞壁，故对人类的毒性较小，除能引起严重的过敏反应外，在一般用量下，其毒性不甚明显，但它不能耐受耐药菌株（如耐药金黄色葡萄球菌）所产生的酶，易被其破坏，且其抗菌谱较窄，主要对革兰阳性菌有效。青霉素 G 有钾盐、钠盐之分，钾盐不仅不能直接静脉注射，静脉滴注时，也要仔细计算钾离子量，以免注入人体形成高血钾而抑制心脏功能，造成死亡
		适应证	（1）青霉素适用于溶血性链球菌、肺炎链球菌、对青霉素敏感（不产青霉素酶）金黄色葡萄球菌等革兰阳性球菌所致的感染，包括败血症、肺炎、脑膜炎、咽炎、扁桃体炎、中耳炎、猩红热、丹毒等，也可用于治疗草绿色链球菌和肠球菌引发的心内膜炎，以及破伤风、气性坏疽、炭疽、白喉、流行性脑脊髓膜炎、李斯特菌病、鼠咬热、梅毒、淋病、雅司病、回归热、钩端螺旋体病、咽峡炎、放线菌病等。青霉素尚可用于风湿性心脏病或先天性心脏病患者进行某些操作或手术时，预防心内膜炎发生

续表

		适应证	（2）普鲁卡因青霉素的抗菌谱与青霉素基本相同，供肌内注射，对敏感细菌的有效浓度可持续24小时。适用于敏感细菌所致的轻症感染
			（3）苄星青霉素的抗菌谱与青霉素相仿，为长效制剂，肌内注射120万单位后血中低浓度可维持4周。苄星青霉素可用于治疗溶血性链球菌咽炎及扁桃体炎，预防溶血性链球菌感染引起的风湿热；亦可用于治疗梅毒
常用抗生素	1.青霉素类		（4）青霉素V对酸稳定，可口服。抗菌作用较青霉素为差，适用于敏感革兰阳性球菌引起的轻症感染
		不良反应	（1）青霉素类抗生素的毒性很小，是化疗指数最大的抗生素，但青霉素类抗生素常见的过敏反应在各种药物中居首位，发生率最高可达5%～10%。皮肤反应，表现皮疹、血管性水肿，最严重者为过敏性休克，多在注射后数分钟内发生，症状为呼吸困难、发绀、血压下降、昏迷、肢体强直，最后惊厥，抢救不及时可造成死亡。各种给药途径或应用各种制剂都能引起过敏性休克，但以注射用药的发生率最高。过敏反应的发生与药物剂量大小无关。对本品高度过敏者，虽极微量亦能引起休克。注入鞘内可致癫痫样发作。大剂量长时间注射对中枢神经系统有毒性（如引起抽搐、昏迷等），停药或降低剂量可以恢复
			（2）使用本品必须先做皮内试验。青霉素过敏试验包括皮肤试验方法（简称青霉素皮试）及体外试验方法，其中以皮内注射较准确。皮试本身也有一定的危险性，约有25%的过敏性休克死亡患者死于皮试，所以皮试或注射给药时都应作好充分的抢救准备。在换用不同批号青霉素时，也需重作皮试。注射液、皮试液均不稳定，以新鲜配制为佳。而且由于自肾排泄，对肾功能不良者，剂量应当调整。此外，局部应用致敏概率大，且细菌易产生耐药性，故不提倡

常用 抗生素	1. 青霉素 类	注意事项	（1）无论采用何种给药途径，用青霉素类药物前必须详细询问患者有无青霉素类过敏史、其他药物过敏史及过敏性疾病史，并须先做青霉素皮肤试验
			（2）过敏性休克一旦发生，必须就地抢救，并立即给患者注射肾上腺素，并给予吸氧，应用升压药、肾上腺皮质激素等抗休克治疗
			（3）婴儿，肝、肾功能减退者慎用，妊娠末期产妇慎用，哺乳期妇女忌用
			（4）全身应用大剂量青霉素可引起腱反射增强、肌肉痉挛、抽搐、昏迷等中枢神经系统反应（青霉素脑病），此反应易出现于老年人和肾功能减退患者
			（5）青霉素不用于鞘内注射
			（6）青霉素钾盐不可快速静脉注射
			（7）本类药物在碱性溶液中易失活
			（8）青霉素在干燥状态下较稳定，一旦溶解即不断分解。其溶液放置的时间越长，分解越多，且致敏物质也不断增加。因此要"现配现用"，不宜溶解后存放，以保证药效，减少致敏物质的产生
			（9）每日一次静脉滴注的给药方法并不可取。因为当停止滴入后，体内药物迅速消除，待第二天给药，因间隔时间过长，细菌又大量繁殖
		配伍禁忌	（1）青霉素类药物是临床最常用的抗生素之一，在严重感染或危重病的抢救中，常与其他药物配合使用，因此应注意配伍禁忌
			（2）不可与大环内酯类抗生素如红霉素、麦迪霉素、螺旋霉素等合用。因为红霉素等是快效抑菌剂，当服用红霉素等药物后，细菌生长受到抑制，使青霉素无法发挥杀菌作用，从而降低药效

常用 抗生素	1. 青霉素 类	配伍禁忌	（3）不可与碱性药物合用。如在含青霉素的溶液中加入氨茶碱、碳酸氢钠或磺胺嘧啶钠等，可使混合液的 pH>8，青霉素可因此失去活性
			（4）青霉素在偏酸性的葡萄糖输液中不稳定，长时间静脉滴注过程中会发生分解，不仅疗效下降，而且更易引起过敏反应。因此青霉素应尽量用生理盐水配制滴注，且滴注时间不可过长
			（5）在抢救感染性休克时，不宜与阿拉明或新福林混合静脉滴注。因为阿拉明与青霉素 G 可起化学反应，生成酒石酸钾（钠），影响两者的效价；新福林与青霉素 G 钾（钠），可生成氯化钾（钠），使两者效价均降低
			（6）不可与维生素 C 混合静脉滴注。因为维生素 C 具有较强的还原性，可使青霉素分解破坏，且维生素 C 注射液中的每一种成分，都能影响氨苄西林的稳定性，使其降效或失效
			（7）不可与含醇的药物合用，如氢化可的松、氯霉素等均以乙醇为溶媒，乙醇能加速 β-内酰胺环水解，而使青霉素降效
			（8）青霉素与酚妥拉明、去甲肾上腺素、阿托品、扑尔敏、辅酶 A、细胞色素 C、维生素 B_6、催产素、利血平、苯妥英钠、氯丙嗪、异丙嗪等药混合后，可发生沉淀、混浊或变色，应禁忌混合静脉滴注

常用抗生素	2. 头孢菌素类	头孢菌素，又称先锋霉素，是一类广谱半合成抗生素，头孢菌素与青霉素相比具有抗菌谱较广，耐青霉素酶，疗效高、毒性低，过敏反应少等优点，在抗感染治疗中占有十分重要的地位	第一代产品常用的有头孢氨苄（原称先锋 4 号）、头孢唑啉（原称先锋 5 号）和头孢拉定（原称先锋 6 号）。它们对革兰阳性菌具有良好的抗菌作用，对革兰阴性菌的作用稍差。头孢氨苄的抗菌作用稍弱，一般口服。用于治疗敏感菌引起的呼吸道、尿路及皮肤软组织感染。头孢唑啉是注射剂，它的抗菌作用比头孢氨苄强，头孢拉定既有静脉滴注，也可口服，使用方便。头孢唑啉和头孢拉定的适应证与头孢氨苄基本相同
			第二代产品常用的有头孢呋辛（西力欣）、头孢西丁（美福仙）等。第二代头孢菌素的抗菌谱比第一代广些，对革兰阳性菌的作用与第一代大致相当，而对革兰阴性菌的抗菌范围比第一代广，抗菌作用也强。与第一代头孢菌素相比，对肝肾的毒性也小些。根据这些特点，第二代头孢菌素多用在病原菌不太明确，不能肯定是革兰阳性菌还是革兰阴性菌，或者属于混合感染情况
			第三代产品常用的有头孢噻肟钠（凯福隆）、头孢哌酮钠（先锋必）、头孢他啶（复达欣）、头孢曲松（罗氏芬）等。口服的有头孢布烯（先力腾）、头孢克肟（世福素）等。第三代头孢菌素主要是对革兰阴性菌有很强的杀菌作用。有的品种对铜绿假单胞菌等抵抗力很强的细菌也有强大的杀菌力，但对革兰阳性菌的作用却不如第一、二代头孢菌素
			第四代产品是近年来开始应用于国外临床的新一代头孢菌素，与第三代头孢菌素相比，抗菌谱更广、抗菌活性更强、对细菌产生的 β-内酰胺酶更稳定。目前尚未开始在国内应用，但估计很快就会应用于国内临床。第四代头孢菌素有头孢派姆（cefepime，CFP）即 Maxisime、头孢克列定（cefaclidine）、头孢匹罗（cefpirome）及 E1077 等

续表

常用抗生素	2. 头孢菌素类	作用特点	头孢菌素抗生素与青霉素相似。早期认为唯一的作用是抑制转肽酶而干扰细菌细胞壁质的合成。现已证明，β-内酰胺化合物还可与某些蛋白质（β-内酰胺结合蛋白）结合，这些蛋白质的本质可能是细胞膜上的一些酶。由此改变细菌细胞膜的通透性，抑制蛋白质合成，并释放自溶素，因此有溶菌作用，或使之不分裂而成长纤维状
		适应证	（1）头孢菌素为广谱抗生素，抗菌谱较青霉素G广，对金黄色葡萄球菌、化脓性链球菌、肺炎双球菌、白喉杆菌、肺炎杆菌、变形杆菌和流感杆菌等有效
			（2）临床上主要用于耐药金黄色葡萄球菌及一些革兰阴性杆菌引起的严重感染，如肺部感染、尿路感染、败血症、脑膜炎及心内膜炎等
			（3）头孢菌素一般不作首选药，因为对敏感细菌的抗菌活性常不及青霉素等
			（4）对于耐青霉素的细菌，由于本类抗生素价格昂贵，常可采用红霉素或氯霉素等代替
		不良反应	（1）过敏反应：可致皮疹、荨麻疹、哮喘、药物热、血清样反应、血管神经水肿、过敏性休克等。头孢菌素的过敏反应类似青霉素休克反应，两类药物间呈现不完全的交叉过敏反应。一般地说，对青霉素过敏者有10%～30%对头孢菌素过敏，而对头孢菌素过敏者绝大多数对青霉素过敏，需要警惕
			（2）胃肠道反应和菌群失调：多数头孢菌素可致恶心、呕吐、食欲不振等反应。本类药物强力地抑制肠道菌群，可致菌群失调。引起维生素B和K缺乏。也可引起二重感染，如假膜性肠炎、念珠菌感染等，尤以第二、三代头孢菌素为甚

续表

常用 抗生素	2. 头孢菌 素类	不良反应	（3）肝毒性：多数头孢菌素大剂量应用可导致氨基转移酶、碱性磷酸酶、血胆红素等升高
			（4）造血系统毒性：偶可致红细胞或白细胞减少、血小板减少、嗜酸性粒细胞增多等
			（5）肾损害：绝大数的头孢菌素由肾排泄，偶可致血液尿素氮、血肌酐值升高，少尿，蛋白尿等。头孢菌素与高效利尿药或氨基糖苷类抗生素合用，肾损害显著增强
			（6）凝血功能障碍：所有的头孢菌素均会抑制肠道菌群产生维生素 K，因此具有潜在的致出血作用
			（7）与乙醇联合应用产生"双硫醒"反应：双硫醒能抑制乙醛脱氢酶，使饮酒者体内乙醛蓄积产生难受反应而用于戒酒。含硫甲基四氮唑基团的头孢菌素有类双硫醒的功能。当与乙醇（即使很少量）联合应用时，也可引起体内乙醛蓄积而显"醉酒状"
		注意事项	（1）对青霉素过敏及过敏体质者应慎用，也曾有个别患者用青霉素不过敏而换用头孢菌素发生过敏
			（2）头孢菌素用前是否要做皮试，无统一规定。有的产品在说明书中规定用前要做皮试应严格执行，建议在使用头孢菌素类药物前做皮试，皮试液参考浓度 300μg/ml。皮试结果的判断参见青霉素皮试的规定
			（3）发生过敏性休克可参照青霉素休克方式处理
			（4）肾功能不全患者应酌情减量
			（5）可能出现尿糖试验假阳性；个别患者会出现乳酸脱氢酶、血清转氨酶暂性升高
			（6）食物可延迟本类药物的吸收，不影响吸收总量，但不宜空腹服用，空腹服用会导致腹泻，并对肠胃功能不好的患者造成损害

常用抗生素	2. 头孢菌素类	配伍禁忌	（1）氨基糖苷类抗生素：氨基糖苷类抗生素（如庆大霉素、链霉素、丁胺卡那霉素、妥布霉素等）是具有氨基糖与氨基环醇结构的一类抗生素，联合应用时可能增加前者的肾毒性，因此在联合应用时必须及时监测肾功能
			（2）林可霉素：林可霉素主要用于葡萄球菌、链球菌、肺炎链球菌引起的呼吸道感染、骨关节感染、胆道感染及败血症等。但林可霉素与头孢菌素有拮抗作用
			（3）乙酰螺旋霉素：乙酰螺旋霉素是大环内酯类抗生素，但临床实验表明乙酰螺旋霉素的快速抑菌作用可以使头孢唑林等的快速杀菌效能受到明显抑制，所以二者不能同时应用
			（4）非甾体抗炎药：非甾体抗炎药是当今世界各国广泛应用的一类药物，不仅应用于类风湿关节炎、骨性关节炎以及其他类型的关节炎，还可以治疗与关节有关的疾病以及其他类型的疼痛。但二者却不能同时应用，因为二者均可抑制血小板功能，联合应用时，由于血小板的累加抑制作用会增加出血的危险
			（5）强利尿药：利尿药作用于肾小球，是可增加电解质及水的排除，使尿量增多的一类药。强利尿药若与头孢菌素合用，可增加肾脏损害的可能
			（6）头孢菌素类抗生素与乙醇混合后，会使人体产生双硫仑样反应，患者出现心慌、胸闷、面色潮红、血压下降、呼吸急促等现象，严重的还会导致急性充血性心力衰竭，直接危及生命。主要是因为头孢菌素类抗生素可以使乙醇的氧化被抑制使乙醇在体内蓄积，产生反应，所以在使用头孢菌素治疗期间及结束后72小时内应避免摄入含乙醇的饮料、食物等

常用 抗生素	3. 大环内 酯类	大环内酯 类抗生素按 化学化学结 构分为三类	（1）14元环大环内酯类，包括红霉素、竹桃霉素、克拉霉素、罗红霉素、地红霉素等。（2）15元环大环内酯类，包括阿奇霉素。（3）16元环大环内酯类，包括麦迪霉素、乙酰麦迪霉素、吉他霉素、乙酰吉他霉素、交沙霉素、螺旋霉素、乙酰螺旋霉素、罗他霉素等
		作用特点	本类药的共同特点为：①抗菌谱窄，比青霉素略广，主要作用于需氧革兰阳性菌和阴性球菌、厌氧菌，以及军团菌、胎儿弯曲菌、衣原体和支原体等。②细菌对本类各药间有不完全交叉耐药性。③在碱性环境中抗菌活性较强，治疗尿路感染时常需碱化尿液。④口服后不耐酸，酯化衍生物可增加口服吸收。⑤血药浓度低，组织中浓度相对较高，痰、皮下组织及胆汁中明显超过血药浓度。⑥不易透过血脑屏障。⑦主要经胆汁排泄，并进行肝肠循环。⑧毒性低微。口服后的主要副作用为胃肠道反应，静脉注射易引起血栓性静脉炎
		适应证	（1）呼吸系统：用于治疗葡萄球菌引起的呼吸道感染；链球菌引起的扁桃体炎；绿色链球菌引起的口咽、呼吸道感染；白喉杆菌引起的口、咽、扁桃体、口腔感染；百日咳杆菌所致的百日咳；对于军团菌肺炎和支原体肺炎，红霉素可作为首选药应用；拟杆菌所致的口、咽部感染等。（2）泌尿生殖系统：主要用于粪链球菌所致的泌尿系、生殖器等部位的感染；淋球菌所致的淋病；螺旋杆菌所致的黏膜及外生殖器感染等。（3）其他系统：主要用于立克次体所致的Q热、伤寒、斑疹伤寒；炭疽杆菌所致的皮肤炭疽、肠炭疽、肺炭疽及脑膜炎；梭状芽孢杆菌所致的破伤风、气性坏疽；钩端螺旋体所致黄疸出血型、肺出血型、流感伤寒型疾病；布氏杆菌所致的肝脾肿大、淋巴结肿大等。主要用于治疗呼吸道感染，支原体、衣原体肺炎，军团菌病，百日咳，白喉带菌者，红癣（一种棒状杆菌所致的皮炎）等。此类抗生素，疗效确切，价格低廉，已成为敏感微生物所致疾病的首选药

| 常用抗生素 | 3. 大环内酯类 | 不良反应 | （1）胃肠道反应：胃肠道反应是大部分此类药物口服后表现最迅速和最直观的不良反应，可引起恶心、呕吐、食欲降低、腹痛、腹泻等，停药后可减轻症状。可采取避免空腹用药，若反应严重但又必须使用此类药物，可在用药前半小时口服"思密达"或用药时加用"维生素B_6"，以减轻症状而不影响疗效。（2）局部刺激：注射给药可引起局部刺激，故此类药物不宜用于肌内注射，静脉注射可引起血栓性静脉炎，故滴注液应稀释至0.1%以下，且静脉滴注速度不宜过快。（3）对前庭的影响：静脉给药时可发生如耳鸣、听觉障碍症状，停药或减量后可恢复。故静脉滴注时不宜量大或长时间用药。（4）过敏反应：主要表现为药热、药疹等，反应严重时应停药。（5）对肝脏的毒害：在正常剂量时对肝脏的毒害较小，长期大量应用可引起胆汁淤积、肝酶升高等，一般停药后可恢复，但酯化后的这类药如罗红霉素、琥乙红霉素、阿奇霉素等对肝脏的毒性更大，应短期减量使用，故肝功能不全者应慎用。（6）对中枢神经系统的副作用：有克拉霉素和阿奇霉素发生神经系统副作用的报道，包括幻觉、烦躁、焦虑、头晕、失眠、噩梦或意识模糊。停药后症状逐渐减轻至消失。（7）部分药物易透过胎盘，如克拉霉素、阿奇霉素等，因此孕妇和哺乳期妇女均须慎用，必要时宜暂停哺乳 |
| | | 注意事项 | （1）本类药物可抑制茶碱的正常代谢，故不宜和氨茶碱类药物合用，以防茶碱浓度升高而引起中毒，甚至死亡。必须使用时应到医院进行茶碱血药浓度监测，以防意外。（2）12岁以下儿童应用本类药物需谨慎，因为对儿童的安全试验指标还没有完全确定。（3）肝功能损害患者如有指征应用时，需适当减量并定期复查肝功能。（4）肝病患者和妊娠期患者不宜应用红霉素酯化物。（5）乳糖酸红霉素粉针剂使用时必须首先以注射用水完全溶解，加入生理盐水或5%葡萄糖溶液中，药物浓度不宜超过0.1%～0.5%，应缓慢静脉滴注 |

常用 抗生素	3. 大环内 酯类	配伍禁忌	（1）大环内酯类与泰乐菌素、TMP 等配伍疗效增强。（2）大环内酯类与氟喹诺酮类、氯霉素、呋喃类、链霉素等有协同作用。（3）大环内酯类与青霉素、维生素 C、氨茶碱、葡萄糖酸钙等针剂混用会浑浊失效。（4）大环内酯类不宜与 β-内酰胺类、林可霉素、氯霉素、四环素联用。（5）大环内酯类（金霉素、强力霉素等）禁与三价阳离子（如 Al^{3+}）合用，可形成不溶性难吸收络合物
结语	在使用抗生素时应有可靠的细菌感染的证据，不可盲目服用抗菌药物。部分患者对抗生素过敏，服用前应进行皮试			

222. 其他缓解感冒症状的常用药物

编号	药品名称	其他名称	用量用法	注意事项
1	氨酚咖黄烷胺片	精制感冒片	口服。每次 1 片，每日 2 次	（1）下列情况禁用：对本品成分过敏者、严重肝肾功能不全者、3 岁以下的儿童、孕妇及哺乳期妇女。（2）下列情况慎用：肾功能不全者、酒精中毒、患肝病或病毒性肝炎者
2	氨酚美伪麻片		口服。成人每 6 小时服用 1 片，24 小时不超过 4 片	（1）下列情况禁用：对本品成分过敏者。（2）下列情况慎用：肝肾功能不全者、孕妇及哺乳期妇女。（3）服药期间禁止饮酒
3	氨酚美伪麻片与苯酚伪麻片	尼克	口服。氨酚美伪麻片（日片）：成人和12岁以上儿童，白天每 6 小时服 1~2 片，一日 2 次。苯酚伪麻片（夜片）：成人和 12 岁以上儿童，夜晚或临睡前服 1~2 片	（1）下列情况禁用：对本品成分过敏者。（2）下列情况慎用：咳嗽或其他症状在服药后一周内未改善、加重或复发者；伴随发热、皮疹、红肿或持续头痛者；发热超过三天患者；伴有高血压、心脏病、糖尿病、甲亢、青光眼、前列腺肥大引起排尿困难、肺气肿患者；因吸烟、哮喘、肺气肿引起的慢性咳嗽及痰多黏稠患者；肝肾功能不全者、孕妇及哺乳期妇女。（3）其他：每天服用日片与夜片的总量不宜超过 8 片，夜片用药期间不宜驾车或高空作业、操纵机器

续表

编号	药品名称	其他名称	用量用法	注意事项
4	氨酚那敏三味浸膏胶囊		口服。成人每次2～3粒，每日3次	（1）下列情况禁用：对本品成分过敏者、新生儿、早产儿和驾驶机、车、船及从事高空作业、机械作业者工作期间内。（2）下列情况慎用：肝肾功能不全者、孕妇及哺乳期妇女。（3）服药期间不得饮酒或含有酒精的饮料
5	氨酚烷胺咖敏胶囊		口服。成人每次1粒，每日3次	（1）对本品成分过敏者禁用。（2）下列情况慎用：心脏病、高血压、糖尿病、前列腺肥大等患者、孕妇及哺乳期妇女
6	氨酚烷胺那敏胶囊		口服。成人每次2粒，每日2次	（1）对本品成分过敏者、新生儿与1岁内婴儿、孕妇及哺乳期妇女禁用。（2）下列情况慎用：有脑血管病或病史、有反复发作的湿疹样皮疹病史、末梢性水肿、充血性心力衰竭、精神病或严重神经官能症、肾功能障碍、有癫痫史、乙醇中毒、肝病或病毒性肝炎者
7	氨酚伪麻咀嚼片		口服。成人，每次4～8片，每日3次。2～5岁儿童，每次2片，6～11岁儿童，每次4片，每日3次，或遵医嘱	（1）下列情况禁用：对本品成分过敏者。（2）下列情况慎用：老年患者、心脏病、高血压、甲亢、青光眼、肺气肿等肺部疾病引起呼吸困难患者和前列腺肥大伴排尿困难患者
8	氨酚伪麻颗粒剂		口服。每次1包，每日3次，冲服	同上

编号	药品名称	其他名称	用量用法	注意事项
9	氨酚伪麻美那敏片		口服。成人和12岁以上儿童，每6小时服1次，一次1片。24小时不超过8片	（1）下列情况禁用：对本品成分过敏者。（2）下列情况慎用：肝肾功能不全者、孕妇及哺乳期妇女。（3）服药期间禁止饮酒
10	氨酚伪麻那敏胶囊		口服。成人每次2粒，每日3次	（1）下列情况禁用：驾驶机动车、操作机械以及高空作业者工作期间。（2）下列情况慎用：肝肾功能不全者、孕妇及哺乳期妇女。（3）服药期间禁止饮酒
11	氨酚伪麻那敏咀嚼片	克威来宁	口服。成人，每次2~3片，每4~6小时一次，咀嚼服或加水溶化后口服。2~5岁儿童，每次用量为1片；4~11岁儿童，每次用量为2片	（1）下列情况禁用：对本品成分过敏者，驾驶机动车、操作机械以及高空作业者工作期间。（2）下列情况慎用：肝肾功能不全者、孕妇及哺乳期妇女、老年人、心脏病、高血压、甲状腺疾病、糖尿病、前列腺肥大等患者。（3）服药期间禁止饮酒
12	氨酚伪麻那敏片		口服。成人每次1~2片，每日3次。每日不超过4次	（1）下列情况禁用：驾驶机动车、操作机械以及高空作业者工作期间。（2）下列情况慎用：肝肾功能不全者

编号	药品名称	其他名称	用量用法	注意事项
13	氨咖黄敏胶囊		口服。每次1～2粒，每日3次	（1）下列情况禁用：对本品成分过敏者、消化道溃疡者、孕妇及哺乳期妇女。（2）下列情况慎用：乙醇中毒、肝病或病毒性肝炎（有增加肝脏毒性作用的危险）、肾功能不全（虽可偶用，但如长期使用，有增加肾脏毒性的危险）者，老年患者。（3）用药期间不宜驾驶车辆、管理机器及高空作业等
14	氨咖黄敏片	速效伤风片	口服。每次1～2片，每日3次	同上。服药过量时应洗胃或催吐，并给予对乙酰氨基酚拮抗剂N-乙酰半胱氨酸，不得同时给活性炭
15	氨咖麻敏胶囊		口服。成人每次1粒，每日3次	（1）下列情况禁用：对本品过敏者、新生儿、早产儿。（2）下列情况慎用：肝肾功能不全者，精神抑郁症、心脏病、高血压、甲状腺功能亢进、青光眼、糖尿病、前列腺肥大等患者，孕妇及哺乳期妇女，驾驶机、车、船及从事高空作业、机械作业者工作期间内。（3）服药期间不得饮酒或含有酒精的饮料
16	氨咖愈敏溶液		口服。成人：每次10～20ml，每日3次。儿童：2～3岁，每次4～5ml，4～6岁，每次5～7ml，7～9岁，每次7～9ml，10～12岁，每次9～10ml，每日3次	（1）下列情况禁用：对本品成分过敏者，肺出血、急性肠胃炎、肾炎患者，驾驶机动车、操作机械以及高空作业者工作期间。（2）下列情况慎用：肝肾功能不全者、孕妇及哺乳期妇女。（3）服药期间禁止饮酒

编号	药品名称	其他名称	用量用法	注意事项
17	贝敏伪麻片		口服。成人每次1片，每日3次	（1）下列情况禁用：对本品成分过敏者及对阿司匹林过敏者、血友病或血小板减少症患者、妊娠及哺乳期妇女和驾驶机车、船、从事高空作业、机械作业者工作期间。（2）下列情况慎用：严重胃肠溃疡病史者、肝肾功能不全者。（3）服药期间禁止饮酒
18	布洛伪麻分散片	托安	口服。每次1片，每日3次，24小时用量不超过8片。餐后服，可溶在温开水中或直接吞服	（1）下列情况禁用：对本品成分过敏者、活动期消化道溃疡患者、因服用其他非甾体抗炎药诱发血管性水肿、哮喘或鼻息肉患者。（2）下列情况慎用：心脏病、高血压、糖尿病、甲状腺功能亢进、青光眼、肺气肿、前列腺肥大等患者，孕妇，哺乳期妇女及老年人
19	布洛伪麻片	爱菲乐	口服。成人每次1片，每日3次。餐后服	同上
20	酚咖麻敏胶囊		口服。每次2粒，每日2次	（1）下列情况禁用：对本品成分过敏者、消化道溃疡患者、孕妇及哺乳期妇女。（2）下列情况慎用：老年患者、小儿和肝病、肾病患者。（3）驾驶车辆、管理机器及高空作业者工作期间
21	酚咖片	加合百服宁	口服。成人每次1片，如持续高热、疼痛，可间隔6小时重复用药。24小时内不得超过4片	（1）下列情况禁用：对本品成分过敏者。（2）下列情况慎用：孕妇及哺乳期妇女、肝肾功能不全者。（3）服用本品期间禁止饮酒

编号	药品名称	其他名称	用量用法	注意事项
22	酚麻美敏胶囊	恺诺	口服。成人和12岁以上儿童，每6小时1次，每次2~4粒，24小时不得超过16粒。12岁以下儿童，遵医嘱	（1）下列情况禁用：对本品成分及其他拟交感胺类药，如肾上腺素、异丙肾上腺素等过敏者。（2）下列情况慎用：伴有高血压、心脏病、糖尿病、甲状腺疾病、青光眼、前列腺肥大引起的排尿困难、呼吸困难、肺气肿、长期慢性咳嗽或咳嗽伴有黏痰及肝肾功能不全患者、驾驶员、高空作业及操纵机器者
23	酚麻美敏片	泰诺、凯诺	口服。成人和12岁以上儿童，每6小时服1次，每次1片	（1）下列情况禁用：对本品组分过敏者，驾驶机动车、操作机器以及高空作业者工作时间。（2）下列情况慎用：肝、肾功能不全者、孕妇及哺乳期妇女。（3）服药期间禁止饮酒
24	酚麻美软胶囊		口服。成人每6小时服用2粒，24小时不超过8粒	（1）下列情况禁用：对本品成分过敏者。（2）下列情况慎用：肝肾功能不全者、孕妇及哺乳期妇女。（3）服药期间禁止饮酒
25	酚明伪麻片		口服。白天服用日用片，每次1片，每日2次；晚上（睡前）服用夜用片，每次1片，每日1次	（1）对本品成分过敏者禁用。（2）下列情况慎用：孕妇及哺乳期妇女、肝肾功能不全者

编号	药品名称	其他名称	用量用法	注意事项
26	复方氨酚美沙糖浆	瑞可糖浆	口服。成人，每次 10ml，每日 3 次；2～3 岁儿童，每次 2ml；4～6 岁儿童，每次 3ml；7～9 岁儿童，每次 4ml；10～12 岁儿童，每次 5.5ml；13～15 岁儿童，每次 6.5ml；每日 3 次，饭后服用	（1）下列情况禁用：对本品成分过敏者、新生儿、早产儿、严重肝肾功能不全者。（2）下列情况慎用：精神抑郁症、心脏病、高血压、甲状腺功能亢进、青光眼、糖尿病、前列腺肥大等患者，孕妇及哺乳期妇女，驾驶机、车、船及从事高空作业、机械作业者工作期间内。（3）服药期间不得饮酒或含有乙醇的饮料
27	复方氨酚那敏颗粒		口服。每次 1～2 袋，每日 3 次。开水冲服	（1）下列情况禁用：对本品成分过敏者、活动性消化性溃疡患者、孕妇及哺乳期妇女。（2）下列情况慎用：肝肾功能不全者、有膀胱颈梗阻、幽门十二指肠梗阻、甲状腺功能亢进、高血压及前列腺肥大患者。（3）服用本品后，避免开车、高空作业
28	复方氨酚葡锌片	康必得	口服。成人每次 2 片，每日 3 次	（1）下列情况禁用：对本品成分过敏者，驾驶机动车、高空作业者工作期间。（2）下列情况慎用：孕妇及哺乳期妇女、肝肾功能不全者。（3）服用本品期间禁止饮酒
29	复方氨酚烷胺胶囊	新速效感冒胶囊	口服。成人每次 1 粒，每日 2 次。餐后吞服	（1）下列情况禁用：对本品成分过敏者，驾驶机、车、船及从事高空作业、机械作业者工作期间，活动性消化性溃疡患者。（2）下列情况慎用：孕妇及哺乳期妇女、肝肾功能不全者。（3）服用本品期间禁止饮酒

续表

编号	药品名称	其他名称	用量用法	注意事项
30	复方氨酚烷胺颗粒		口服。每次 1～2 袋，每日 3 次	同上
31	复方氨酚烷胺片	新速效感冒片	口服。每次 1 片，每日 2 次	同上
32	复方贝母氯化铵片		口服。每次 1～2 片，每日 3～4 次	（1）下列情况禁用：对本品成分过敏者、肝肾功能不全者。（2）服药期间禁止吸烟、喝酒
33	复方布洛伪麻缓释片		口服。成人每次 2 片，每日 2 次，餐后吞服	（1）下列情况禁用：对本品成分过敏者，因服用阿司匹林和其他非甾体抗炎药诱发血管性水肿、哮喘或鼻息肉患者。（2）下列情况慎用：活动期消化道溃疡患者，心脏病、高血压、甲状腺功能亢进、糖尿病、青光眼、前列腺肥大等患者，孕妇、哺乳期妇女及老年人。（3）服用本品期间禁止饮酒
34	复方酚咖伪麻胶囊		口服。成人，每次 2 粒，每日 3 次；7～14 岁儿童，减半，餐后服	（1）下列情况禁用：对本品成分过敏者和驾驶机动车、船、从事高空作业、机械作业者工作期间。（2）下列情况慎用：肝肾功能不全者、孕妇及哺乳期妇女。（3）服药期间禁止饮酒
35	复方甘草氯化铵糖浆		口服。成人每次 10ml，每日 3 次	（1）下列情况禁用：对本品成分过敏者，心力衰竭、高血压、动脉硬化、心绞痛、甲状腺功能亢进等患者，肝肾功能不全者，孕妇和哺乳期妇女。（2）下列情况慎用：老年患者、消化道溃疡患者

续表

编号	药品名称	其他名称	用量用法	注意事项
36	复方甘草麻黄碱片	消咳宁片	口服。每次1～2片，每日3次	（1）下列情况禁用：非气道疾病引起的气短、呼吸困难者和甲状腺功能亢进、高血压、动脉硬化、心绞痛等患者，哺乳期妇女。（2）对其他拟交感胺类过敏者（如肾上腺素、异丙肾上腺素等过敏，对本品也过敏）。
37	复方甘草浙贝氯化铵片		口服。成人每次1～2片，每日3～4次	（1）下列情况禁用：对本品成分过敏者，肝肾功能不全、心力衰竭患者，孕妇及哺乳期妇女。（2）消化道溃疡患者慎用
38	复方桔梗麻黄碱糖浆		口服。成人每次10ml，每日3～4次	（1）下列情况禁用：对本品成分过敏者，肝肾功能不全者，心力衰竭患者，高血压、动脉硬化、心绞痛、甲状腺功能亢进等患者，孕妇及哺乳期妇女。（2）下列情况慎用：老年患者、消化道溃疡患者。（3）本品不应与磺胺嘧啶、呋喃妥因同用
39	复方桔梗麻黄碱糖浆（Ⅱ）		口服。成人，每次10ml，每日3次。1～3岁儿童，每次2ml；4～6岁儿童，每次4ml；7～9岁儿童，每次4～7ml；10～12岁儿童，每次7～9ml；每日3次	（1）下列情况禁用：对本品成分过敏者，肝肾功能不全、高血压、动脉硬化、心绞痛、甲状腺功能亢进、患有肺部疾病及心力衰竭患者，孕妇及哺乳期妇女。（2）下列情况慎用：老年患者、消化道溃疡患者

续表

编号	药品名称	其他名称	用量用法	注意事项
40	复方桔梗远志麻黄碱片Ⅰ	痰咳宁片	口服。成人每次1~2片，每日3次。餐后服	（1）下列情况禁用：对本品成分过敏者，肝肾功能不全者，孕妇及哺乳期妇女，高血压、动脉硬化、心绞痛、甲状腺功能亢进患者。（2）下列情况慎用：老年患者
41	复方桔梗远志麻黄碱片Ⅱ		口服。成人每次1片，每日2~3次	（1）下列情况禁用：对本品成分过敏者，肝肾功能不全者，孕妇及哺乳期妇女，高血压、动脉硬化、心绞痛、甲状腺功能亢进患者。（2）下列情况慎用：老年患者
42	复方氯丙那林鱼腥草素钠片	止咳消痰片	口服。成人每次1片，每日3次	（1）下列情况禁用：对本品成分过敏者，胃溃疡患者，孕妇，2岁以下小儿和驾驶机、车、船及操作机器者工作期间，用过单胺氧化酶抑制剂者。（2）下列情况慎用：心律失常、高血压、甲状腺功能亢进、糖尿病、前列腺增生等患者
43	复方麻黄碱糖浆		口服。成人每次10ml，每日3次	（1）下列情况禁用：对本品成分过敏者，高血压、动脉硬化、心绞痛、甲状腺功能亢进患者，肝肾功能不全者，心力衰竭患者，孕妇及哺乳期妇女
44	复方枇杷氯化铵糖浆	枇杷止咳露	口服。成人每次10~20ml，每日3次	（1）下列情况禁用：对本品成分过敏者，肝肾功能不全者，心力衰竭者，孕妇及哺乳期妇女，高血压、动脉硬化、心绞痛、甲状腺功能亢进患者。（2）下列情况慎用：老年患者、消化道溃疡患者

续表

编号	药品名称	其他名称	用量用法	注意事项
45	复方氢溴酸右美沙芬胶囊		口服。成人每次 1～2 粒，每日 3 次，24 小时不超过 8 粒	下列情况慎用：孕妇及哺乳期妇女
46	复方忍冬藤阿司匹林片		口服。成人每次 4～5 片，每日 3 次	（1）下列情况禁用：对本品成分过敏者，驾驶机、车、船及操作机器者工作期间，喘息、鼻息肉综合征患者，血友病、血小板减少症、活动性出血性疾病患者，孕妇、哺乳期妇女。（2）下列情况慎用：肝肾功能减退、心功能不全、鼻出血以及有溶血性贫血史者。（3）服用本品期间不得饮酒
47	复方锌布颗粒剂	臣功再欣	口服。成人每次 2 包，每日 3 次；6～14 岁儿童每次 1 包，每日 3 次；3～5 岁儿童每次半包，每日 3 次；3 岁以下儿童酌减	（1）下列情况禁用：对本品成分过敏者，孕妇及哺乳期妇女，驾驶机动车、操作机械以及高空作业者工作期间。（2）下列情况慎用：肾功能不全、高血压、心功能不全、消化道溃疡、血友病或其他出血性疾病患者
48	复方盐酸伪麻黄碱缓释胶囊	新康泰克	口服。成人每 12 小时服 1 粒，24 小时内不应超过 2 粒。餐后吞服	（1）下列情况禁用：对本品成分过敏者，驾驶机动车、操作机器以及高空作业者工作期间。（2）下列情况慎用：孕妇及哺乳期妇女、肝肾功能不全者。（3）不宜与氯霉素、巴比妥类、解痉药、酚妥拉明、洋地黄类药物同用

续表

编号	药品名称	其他名称	用量用法	注意事项
49	复方银翘氨敏胶囊		口服。每次 2 粒，每日 3 次，小儿酌减	（1）下列情况禁用：对本品成分过敏者、新生儿或早产儿。（2）下列情况慎用：膀胱颈梗阻、幽门十二指肠梗阻、甲状腺功能亢进、青光眼及前列腺肥大患者，肝肾功能不全者。（3）用药期间不宜驾驶车辆、管理机器及高空作业等
50	复方愈创木酚磺酸钾口服溶液		口服。每次 5～10ml，每日 3～4 次	下列情况禁用：对本品任一成分过敏者、巨幼红细胞贫血者、重度肝功能损害者
51	复方愈酚喷托那敏糖浆		口服。每次 10ml，每日 3～4 次	（1）下列情况禁用：对本品过敏者，急性胃肠炎、肾炎、肺出血患者，新生儿或早产儿。（2）下列情况慎用：下呼吸道感染和哮喘发作的患者，驾驶员，高空作业及机械操作人员，青光眼（或有青光眼倾向者）、心功能不全、心血管疾病、高血压、高血压危象、甲状腺功能亢进、膀胱颈部梗阻、幽门十二指肠梗阻、消化性溃疡所致幽门狭窄、前列腺肥大体征明显者
52	咖酚伪麻片		口服。成人每次 1 片，每日 3 次	（1）下列情况禁用：对本品过敏者。（2）下列情况慎用：孕妇，哺乳期妇女，肝、肾功能不全者，老年人，心脏病、高血压、甲状腺疾病、糖尿病、肺气肿、前列腺肥大患者。（3）服用期间禁止饮酒

续表

编号	药品名称	其他名称	用量用法	注意事项
53	科达琳片		口服。成人及12岁以上儿童每次2片，每4小时服1次。24小时不超过4次	（1）下列情况慎用：肝肾功能不全者、孕妇及哺乳期妇女。（2）服用本品期间禁止饮酒或含有酒精的饮料
54	柳酚咖敏片		口服。成人每次1～2片，每日2次。6～12岁儿童每次0.5～1片	（1）下列情况禁用：患有心脏病、高血压、甲状腺疾病、青光眼、肺气肿、前列腺肥大以及抑郁症等患者，孕妇及哺乳期妇女，驾驶机车、船及从事高空作业、机械作业者工作期间内。（2）下列情况慎用：肝肾功能不全者。（3）服药期间禁止饮酒或含有酒精的饮料
55	美尔伪麻溶液		口服。每日3～4次。成人：每次10ml。儿童：5～7岁，每次5～7ml；7～10岁，每次7～10ml；10～14岁，每次10～12ml	（1）下列情况禁用：对本品成分过敏者。（2）下列情况慎用：孕妇、哺乳期妇女
56	美酚伪麻片	丽珠刻乐	口服。成人每次1～2片，每日3次。餐后服	（1）下列情况禁用：对本品成分过敏者、严重高血压或严重冠心病患者、妊娠头3个月妇女及有精神病史患者。（2）下列情况慎用：哺乳期妇女。（3）糖尿病、青光眼、前列腺肥大及排尿困难者不宜服用

编号	药品名称	其他名称	用量用法	注意事项
57	美敏伪麻口服液		口服。成人，每次10ml，每日3～4次。2～3岁儿童，每次用量1.5～2ml；4～6岁儿童，每次用量2～3ml；7～9岁儿童，每次用量4ml；10～12岁儿童，每次用量5ml；若症状未缓解，可间隔4～6小时重复用药1次，24小时内不超过4次	下列情况禁用：对本品成分过敏者，妊娠头3个月，驾驶机动车、船、从事高空作业、机械作业者工作期间
58	美扑伪麻片	康得	口服。成人每次1片，每6小时1次。24小时内不超过4片	（1）下列情况禁用：对本品成分过敏者，驾驶机动车、操作机器以及高空作业者。（2）下列情况慎用：孕妇及哺乳期妇女、肝肾功能不全者。（3）服用本品期间禁止饮酒
59	美息伪麻片	白加黑	口服。每次1～2片，每日3次（早晨、中午各1～2片白片，夜晚1～2片黑片）	下列情况禁用：对抗组胺药和对乙酰氨基酚过敏者
60	美愈伪麻胶囊		口服。成人每次1～2粒，每6小时1次	对麻黄碱药理作用敏感者、前列腺肥大伴排尿困难患者及精神抑郁症患者不宜服用本品

编号	药品名称	其他名称	用量用法	注意事项
61	美愈伪麻口服溶液		口服。成人每次 10ml，每 6 小时 1 次	同上
62	美愈伪麻口服液		口服。成人每次 10ml，每日 3~4 次	（1）下列情况禁用：对本品成分过敏者、妊娠 3 个月内妇女、严重冠状动脉疾病患者、高血压病患者、有精神病史者。（2）下列情况慎用：驾驶机、车、船以及从事高空作业、机械作业者工作期间，哺乳期妇女，精神抑郁症、心脏病、高血压、甲状腺功能亢进、青光眼、糖尿病、前列腺肥大等患者，肝肾功能不全者。（3）服药期间禁止饮酒及饮用含酒精的饮料
63	喷托维林氯化铵片		口服。成人每次 1 片，每日 3~4 次，餐后服	下列情况禁用：对本品成分过敏者，青光眼、心力衰竭、严重胃溃疡患者，肝肾功能不全者，酸血症患者，孕妇及哺乳期妇女，驾驶机、车、船及机器作业者工作期间内
64	喷托维林氯化铵糖浆		口服。成人每次 10ml，每日 3~4 次；5 岁以上儿童每次 2.5~5ml，每日 2~3 次	同上
65	扑尔伪麻片		口服。每次 1 片，每日 3 次	（1）下列情况禁用：驾驶机动车、操作机械以及高空作业者工作期间。（2）下列情况慎用：肝肾功能不全者、孕妇及哺乳期妇女

续表

编号	药品名称	其他名称	用量用法	注意事项
66	双分伪麻胶囊		口服。每次 1 粒，每日 3 次	肝、肾功能不全者慎用
67	双分伪麻片		口服。成人每次 1～2 片，每日 3 次	同上
68	双扑口服液		口服。每日 3 次。2～3 岁每次 1/2 支，4～6 岁每次 2/3 支，7～9 岁每次 1 支，10 岁以上每次 1.5～2 支	（1）下列情况禁用：对本品成分过敏者，驾驶机、车、船、从事高空作业、机械作业者工作期间。（2）下列情况慎用：肝、肾功能不全者
69	双扑伪麻分散片		口服。成人和 12 岁以上儿童每 6 小时 1 次，每次 1 片，用温开水分散后服用	（1）下列情况禁用：对本品成分过敏者，驾驶机动车、操作机械以及高空作业者工作期间。（2）下列情况慎用：孕妇及哺乳期妇女、肝肾功能不全者慎用。（3）服用本品期间禁止饮酒
70	双扑伪麻胶囊		口服。成人每次 2 粒，每日 3 次	同上
71	双扑伪麻颗粒		口服：成人及 12 岁以上儿童，每次 1～2 包，每日 3 次；6～12 岁儿童，每次 1 包；6 岁以下儿童遵医嘱	（1）下列情况禁用：对本品过敏者。（2）下列情况慎用：高血压、心脏病、精神抑郁症、哮喘、糖尿病、青光眼、甲状腺疾病及连续咳嗽者。（3）服药期间不宜驾车或高空作业、操作机器

编号	药品名称	其他名称	用量用法	注意事项
72	双扑伪麻片		口服。成人每次1片，每日3次	同"双扑伪麻分散片"
73	伪麻那敏胶囊		口服。每次1粒，每日3次	（1）下列情况禁用：驾驶机动车、操作机械以及高空作业者工作期间。（2）下列情况慎用：肝、肾功能不全者
74	伪麻那敏片		口服。每次1片，每日3次	（1）下列情况禁用：对本品过敏者，驾驶机动车、操作机械以及高空作业者工作期间。（2）下列情况慎用：孕妇及哺乳期妇女，肝、肾功能不全者慎用。（3）服用本品期间禁止饮酒
75	锌布片		口服。成人每次1～2片，每日3次，24小时内不超过6片，儿童酌减或遵医嘱	（1）下列情况禁用：驾驶机、车、船，从事高空作业、机械作业者工作期间。（2）下列情况慎用：孕妇及哺乳期妇女
76	右美沙芬愈创甘油醚糖浆		口服。成人，每次15ml，每日不超过80ml。6～12岁儿童，每次5～10ml；2～6岁儿童，每次2～5ml；每日4次	（1）下列情况禁用：对本品过敏者、妊娠3个月内妇女。（2）下列情况慎用：孕妇及哺乳期妇女、痰量多的患者。（3）禁止与单胺氧化酶抑制剂合用

编号	药品名称	其他名称	用量用法	注意事项
77	愈创维林那敏片		口服。成人每次1片，每日3～4次	（1）下列情况禁用：对本品过敏者，肺出血、急性胃肠炎及肾炎患者，新生儿及早产儿。（2）下列情况慎用：下呼吸道感染和哮喘发作的患者，驾驶员，高空作业及机械操作人员，青光眼（或有青光眼倾向者）、心功能不全、心血管疾病、高血压、高血压危象、甲状腺功能亢进、膀胱颈部梗阻、幽门十二指肠梗阻、消化性溃疡所致幽门狭窄、前列腺肥大体征明显者
78	愈酚喷托异丙嗪颗粒		口服。成人每次2包，每日3次。小儿每次1包，每日3次	（1）下列情况禁用：对本品过敏者、3个月以下婴儿、哺乳期妇女、孕妇、青光眼及心力衰竭者。（2）下列情况慎用：肝肾功能不全者
79	愈酚维林片		口服。每次1片，每日3次。小儿酌减	（1）下列情况禁用：对本品过敏者，孕妇，哺乳期妇女，新生儿，肺出血、急性胃肠炎患者，驾驶机、车、船及高空作业者工作期间内。（2）下列情况慎用：肝肾功能不全患者，尿潴留、十二指肠梗阻、甲状腺功能亢进、前列腺肥大、青光眼、心功能不全者
80	愈酚伪麻颗粒		口服。成人每次1～2包，每6小时1次	（1）下列情况禁用：肺出血、急性胃肠炎及肾炎患者。（2）下列情况慎用：肝肾功能不全患者、孕妇及哺乳期妇女

续表

编号	药品名称	其他名称	用量用法	注意事项
81	愈酚伪麻片		口服。成人每次1～2片，每日3次	同上
82	愈美胶囊		口服。成人，每次1～2粒，每日3次。6～12岁儿童，每次一粒，24小时不得超过4粒	（1）下列情况禁用：哺乳期妇女，有精神病史者，肺出血、急性胃肠炎、肾炎患者，驾驶机、车、船及高空作业者工作期间内。（2）下列情况慎用：肝肾功能不全患者、哮喘者。（3）不与下列药合用：乙醇、抗精神抑郁药、其他中枢神经系统抑制药
83	愈美片		口服。成人每次1片，每日3次	同上
84	维C银翘片		口服。一次2片，一日3次	（1）下列情况禁用：严重肝肾功能不全者。对本品过敏者。（2）下列情况慎用：膀胱颈梗阻、甲状腺功能亢进、青光眼、高血压和前列腺肥大者，孕妇及哺乳期妇女
85	重感灵		口服。每次4～6片，一日3～4次	（1）下列情况禁用：驾驶机、车、船及高空作业者工作期间内。（2）下列情况慎用：严重肝肾功能不全者，孕妇及哺乳期妇女

预防保健篇

223. 我们应如何正确对待感冒

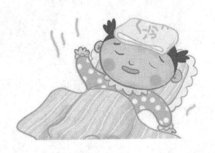

	感冒主要由病毒感染引起	
我们应如何正确对待感冒	通常的表现	发热、头痛、咽痛、鼻塞、流鼻涕、咳嗽或全身酸痛等，诊断比较容易，有的自己就能诊断
	感冒的恢复过程	感冒的恢复过程比较固定，一般不服药或服药均 1 周左右可恢复，大多数人感冒后，服药后几天即可康复，但若合并细菌感染，康复时间就要比较长了。有些患者由于机体的免疫功能低下，还会并发其他疾病，如感冒病毒会侵犯心脏，引起病毒性心肌炎，此时会觉得劳累、心跳加快、心慌或心悸，应尽快就诊，注意休息，不要劳累过度。感冒是生活中的一种常见病、多发病，但通过合理的措施，感冒是完全可以预防的，生活中可发现有的人经常感冒，而有的人感冒次数明显比较少
结语		所以呢，要正确看待感冒，虽然绝大多数感冒患者"不要紧"，但也不能过于麻痹，一旦出现新的不适，应立即去医院做进一步的检查治疗；更要正确对待预防感冒，了解相关知识，增强体质，讲究卫生，防范于未然

224. 感冒期间怎样做好自我保健

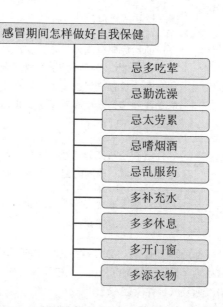

感冒期间怎样做好自我保健		
	忌多吃荤	感冒期间要补充足够的热量，吃些清淡易消化并富含碳水化合物的食物。但避免饮食太过油腻，因感冒发热时胃肠蠕动减慢，消化液分泌较少，高蛋白、高脂肪饮食会使食欲减退，甚至引起消化不良，故感冒时应以稀饭与蔬菜等清淡易消化饮食为宜
	忌勤洗澡	治疗感冒常需发汗退热，可有些人出汗后立即洗澡，以致在洗澡时再次受寒，使病情加重。发汗后可以用毛巾擦干汗渍，换掉内衣裤，病愈后再洗澡
感冒期间怎样做好自我保健	忌太劳累	避免劳累和剧烈运动，有些人在感冒初期常试图通过体育锻炼或体力劳动出汗来治疗感冒，但这只会增加机体消耗、降低抵抗力、加重病情
	忌嗜烟酒	烟酒刺激呼吸道和消化道黏膜，扩张血管，可加重鼻塞、流涕、咳嗽等上呼吸道症状
	忌乱服药	感冒有风寒、风热、表虚、表实之分，治疗应辨清寒热虚实，对症下药，才可能有效

续表

感冒期间怎样做好自我保健	多补充水	特别是白开水，补充足量的水分能稀释血液中的毒素，加速代谢物的排泄，从而减轻感冒的症状，缩短病程
	多多休息	目前治疗感冒尚无特效药物，好好休息，减少消耗，保持体力，才能增强机体抵抗力以利康复。休息得越充分，康复得越快，保证充足的睡眠，有利于下丘脑等神经内分泌器官的功能稳定，从而有助于提高机体的免疫功能，防止病情加重，缩短感冒病程
	多开门窗	让室内空气充分流通，保持一定温度和湿度。家庭应尽量不使用空调，房间内空气可采用食醋加以熏蒸消毒
	多添衣物	天气急骤改变多是感冒的诱发因素，所以感冒时应注意天气变化，注意保暖，随时增添衣服
结语		每个人都免不了感冒，特别是气温变化多的季节，一不小心就会患感冒，患感冒后除了采取积极治疗外，生活中还应注意采取一些保健措施，促进感冒早日治愈及减少并发症发生

225. 感冒症状消失了，是否还要继续服用感冒药

感冒症状消失了是否还要继续服药		感冒药是一个很笼统的说法，是否一定要服完，要看是什么感冒药，如果是一些改善症状的药物，如退烧、止痛、改善鼻塞、止咳化痰的药物，只要症状消失，即可停药，因为这类药吃多了，会增加肝肾负担
	抗生素	如果给您的药中含有抗生素，可能是您的感冒已引发细菌感染，如扁桃体炎、肺炎，甚至是脑膜炎等，一旦开始服用抗生素，则要吃足整个疗程，一般为 7～10 天，即使症状已消失，仍要继续服完所有药物，否则无法杀灭所有细菌，同时也会促使产生抗药性的细菌，病情会难以控制
结语		因此，拿到医师处方，一定要先问清楚处方中每一个药的作用，然后视情而定

226. 运动出汗真的可以治疗感冒吗

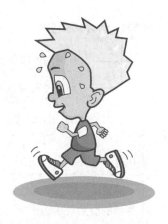

	我们常听人说，患了感冒，打打球或跑跑步，出一身汗，这样就会康复，事实上真的如此吗？其实并不然，这种方法是不科学也不可取的
运动出汗真的可以治疗感冒吗	感冒后打球、跑步、游泳，出汗后，感冒症状当时的确会减轻一些。这是因为人在运动时，交感神经兴奋，体内的白细胞和其他抗体所组成的防御系统的功能得以提高，再加上出汗时体内的毒素排出体外较快，能使感冒症状得到一些缓解。这种情况多见于少数体质较强、感冒初期、症状较轻的人，但对于多数人来说，尤其是儿童、体弱者和老人，感冒时参加体育锻炼是有害无益的
	感冒是由病毒引起的一种急性上呼吸道传染病。人体为了抵御入侵的病毒或细菌，机体会发生一些变化，如体温升高、白细胞增多等。如果再进行体育锻炼，就会使体内产热增加，这样热上加热，势必造成体温过高，进而使体内调节功能失常，气的消耗量大大增加，以致加重心、肺等系统的负担，甚至引起急性心、肺功能不全等症状
结语	因此，感冒时不要通过参加体育锻炼出汗的方法来治疗，而应在医生指导下服药、多休息

227. 用药物治疗感冒应注意哪些问题

用药物治疗感冒应注意哪些问题
- 不要随便服用抗生素
- 不要随便服用退热药

用药物治疗感冒应注意哪些问题	不要随便服用抗生素	滥用抗生素会造成体内正常菌群失调，使一些非致病菌成为致病菌，从而使病情加重
	不要随便服用退热药	感冒发热时，不要随便服用退热药。发热是机体对病原体的抵御武器。当体温达到 39℃ 以上时，体内的流感病毒毒力将逐渐被削弱。如果能忍受这种高热，心血管系统一切正常，则最好不要服药退热。可以采用冷水加醋浸湿毛巾，敷在额头上，同时用另一块毛巾沾醋水擦手脚，热度就会慢慢退下来。否则，当机体利用高热与病毒抗争时，你却服药急剧退热，破坏了人的自卫本能，则有助于病毒肆虐
	还要特别注意不能服用阿司匹林治疗流感，因为流感病毒侵害血管，使血管变脆，不断向外渗血；如果流感患者服用阿司匹林，将加重毛细血管出血和其他血管渗血	
结语	患感冒不可随便用药，患了普通感冒，特别是症状不重时，优先使用物理方式如退热贴、温毛巾擦拭等，症状无法缓解时考虑给予感冒药	

228. 生活中应如何预防感冒

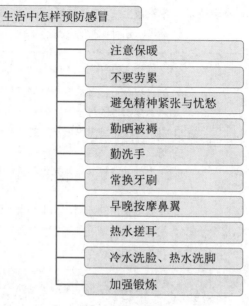

生活中怎样预防感冒

- 注意保暖
- 不要劳累
- 避免精神紧张与忧愁
- 勤晒被褥
- 勤洗手
- 常换牙刷
- 早晚按摩鼻翼
- 热水搓耳
- 冷水洗脸、热水洗脚
- 加强锻炼

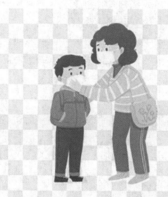

生活中应如何预防感冒	1. 注意保暖	当人体受凉时，呼吸道血管收缩，血液供应减少，局部的抗体随之减少，致病微生物就会乘虚而入
	2. 不要劳累	原因是人体在过于劳累后，免疫功能较弱，抵抗力差
	3. 避免精神紧张与忧愁	医学专家发现，精神紧张或多愁善感者，局部免疫力降低

生活中应如何预防感冒	4. 勤晒被褥	被褥上人体蒸发的汗水和油脂浸润受潮后，细菌、病毒易繁殖生长。常晒被褥，可借太阳光中的紫外线杀死细菌、病毒；还可使被褥干燥、松软，对预防感冒有好处
	5. 勤洗手	许多人认为，感冒是由于吸入患者喷出的气体而传染的。实际上，接触传播也是感冒的主要传播途径。当感冒患者摸擦他的鼻子时，他手上便沾染了感冒病毒，这些病毒就会被带到患者所接触的地方，如门把手、电话机、桌椅及汽车扶手等，健康人的手一旦接触这些被污染物体，手上就会沾染病毒，如果不常洗手就易染上感冒
	6. 常换牙刷	我们使用的牙刷，几乎经常处于潮湿状态，这是细菌、病毒生长的最好温床。为了预防感冒，建议经常更换牙刷，并定期用开水烫一烫
	7. 早晚按摩鼻翼	经常用手指轻轻摩擦鼻根处，每次上下按 19 次或感到微热为止，可使感冒的发病率下降，鼻子不通气时用此方法当即就可见效
	8. 热水搓耳	每晚洗脸时，用热毛巾搓耳朵，上下轻轻摩擦双耳廓 40 次，对预防感冒有良效
	9. 冷水洗脸、热水洗脚	一年四季坚持冷水洗脸的人很少患感冒，晚上睡觉前用热水洗脚，能帮助提高身体抗病能力，有利于预防感冒
	10. 加强锻炼	运动锻炼可增强血液循环，改善体质，提高机体免疫功能
结语		感冒的预防重于治疗。而预防感冒的重点不是吃什么保健品，应放在日常生活保健上

229. 按摩哪些穴位可以预防感冒

预防感冒具体按摩穴位的3种方法	1. 以手按摩头面部及上下肢的暴露部位，每日3～5次，每次5分钟
	2. 按摩迎香穴、风池穴。位于鼻唇沟止于鼻翼处，以示指轻轻揉1～3分钟，每日2次
	3. 按摩风池穴。风池穴位于颈部胸锁乳突肌与斜方肌上端附着部之间的凹陷中，以双手掌心按摩，每次30～60下，每日2～3次
结语	日常生活中，经常做一些穴位按摩，可以起到预防感冒的效用

230. 为什么有些人经常感冒

为什么有些人经常感冒	空气中充满了各种各样的微生物：细菌、病毒、支原体、衣原体、真菌等。当人体免疫力不足的情况下，它们都可以成为感冒的病原体
	人体对不同的病原体会产生相应的抗体，以抵御再次感染。但抗体具有专一性和时限性，如链球菌抗体只能在较短时期内保护机体不受链球菌的再次侵犯，并不能抵御其他病菌的感染，这就是人们对感冒防不胜防的原因。免疫力不足，表现为"体质差"，不仅经常感冒，还容易受到其他疾病的眷顾，甚至罹患肿瘤
结语	经常感冒的人是免疫力不足的表现。感冒是人体免疫系统对外界环境、感冒病毒抗衡的过程，而经常感冒正是机体免疫力低下的警报灯！免疫力是指机体抵抗外来侵袭，维护体内环境稳定性的能力

231. 如何避免经常感冒

如何避免 经常感冒	要增强体质：一方面需要劳逸结合，勤锻炼身体，提高身体抵抗力；另一方面应保持心情开朗，生活起居一定要规律，不能经常熬夜，不吸烟不酗酒，合理营养，平衡膳食，注意补充营养素，特别是维生素和矿物质
结语	经常感冒的人必须增强体质，只有提高了机体免疫力，才能不再常患感冒，防疾患于未然

232. 喝姜汤治疗感冒的原理是什么

喝姜汤治 感冒的 原理	生姜是一种日常调料，也可以入药。生姜药性辛温，能发汗解表，祛风散寒，作用缓和，适用于风寒感冒轻症。如果在冬天感受了风寒，喝一碗热姜汤，或配红糖熬成姜糖水，令患者微微出汗，有祛除寒邪之疗效
	中医认为，辛温之物有发散的特性，当外来的邪气还在肌表，辛散发汗，则表邪容易随汗而出，病也就会随之而解，作为性温之物的生姜，一方面有祛寒抗邪的功效，一方面还可以用来温煦机体，患风寒感冒初期，喝热姜水确有好处。同样道理，吃麻辣火锅也可起到类似的出汗排毒的作用
结语	对于风热感冒，人体本来已经感受了热邪，如果此时再服用生姜类的温药，那就如同火上浇油，适得其反了

233. 易患感冒的人如何正确使用空调

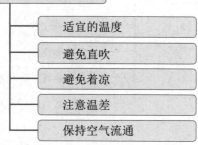

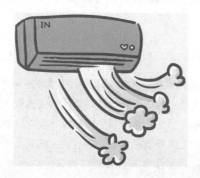

易患感冒的人使用空调时的注意事项	1. 调整到适宜的温度，夏天室内开空调，最佳温度一般应调整保持在28℃左右，不宜过低
	2. 不要让空调送出的冷风直接吹在身上
	3. 夏季最好不要开着空调睡觉，以免着凉
	4. 从室外进入空调房间时，注意温差不要太大，一般可以先待在其他屋子中适应一会儿后再进入
	5. 避免长时间在室内开空调，建议在间歇的时候开窗通风，保持空气流通
结语	在炎热的夏天，或是寒冷的冬季，空调确实给人们的生活、工作和学习创造舒适的环境。但对于易患感冒的人群而言，空调使室内外温差变大，忽冷忽热导致机体适应不良，极容易引起感冒

234. 预防感冒要多吃哪些食物

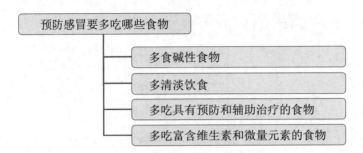

研究发现，感冒与饮食密切相关，合理饮食可以治感冒，若想少患感冒，在饮食上就应该注意。

为预防感冒应多吃的食物	1. 多食碱性食物：健康人体组织和体液是呈弱碱性的，这种碱性环境不利于病毒等微生物的繁殖。酸性体质会使人疲倦、记忆力减退，对疾病的抵抗力降低。因此，维持机体的碱性环境对防治感冒十分重要。蔬菜、水果、奶类、豆类等食品含钠、钾、钙、镁等元素较多，能使人体组织、体液呈碱性。适当多食碱性食物对感冒的防治十分有效，而肉类等高脂肪饮食则应少食
	2. 宜清淡饮食：三高饮食会降低人体免疫力，饮食过咸会使唾液分泌及口腔内的溶菌酶减少，降低干扰素等抗病因子分泌，使感冒病毒易进入呼吸道黏膜而诱发感冒。稀粥、牛奶、豆浆、菜汤、水果汁等易消化、营养丰富，适合经常感冒的人食用。感冒时，体质减弱，消化功能降低，应尽量避免食用难消化而油腻的食品，应选用含丰富蛋白质而又容易消化的食物，如牛奶、豆腐、鱼类，不应吃肥腻的鸡、鹅、油炸食品
	3. 多吃具有预防和辅助治疗作用的食物：日常生活中，具有辅助治疗、抗病作用的食物有很多，如葱、生姜、大蒜、辣椒、醋等。葱能发表通阳，可用于感冒风寒的头疼、鼻塞。生姜发散风寒、温中健胃、散寒止咳，既可用于风寒感冒的头疼、咳嗽，又可用于胃寒引起的食欲减退、呕吐。大蒜、辣椒都是辛辣的食品，对风寒感冒、食欲不振者适用

为预防感冒应多吃的食物	4. 多吃富含维生素和微量元素的食物：易感冒者可每日喝一碗鸡汤，鸡肉中含有人体必需的多种氨基酸，特别是所含的半胱氨酸可以增强机体的免疫力。要多吃含锌的食物，锌是人体不可缺少的微量元素，人体中许多酶必须有锌参与才能发挥作用，对调节免疫功能十分重要。注意增加维生素的补充，新鲜的水果、蔬菜中含有较多的维生素，如胡萝卜、菠菜、芹菜、南瓜等含维生素 A 较多，大豆芽、花生等含维生素 E 较多。维生素 C 是人体不可缺少的，它可以降低毛细血管通透性，使之成为一个屏障，阻止病毒进入人体组织，保护人体器官，西红柿、柿子、苹果、芥菜等含维生素 C 较多
结语	食物搭配科学合理，可以减轻感冒症状，让感冒自愈得更快

235. 哪些不良饮食习惯易导致感冒

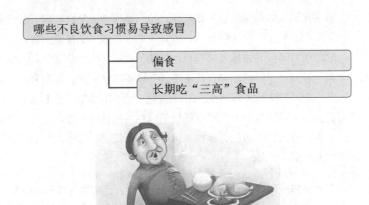

```
哪些不良饮食习惯易导致感冒
            ├── 偏食
            └── 长期吃"三高"食品
```

合理饮食可减少患感冒机会，相反不当饮食会增加感冒的机会。

易导致感冒的不良饮食习惯	1. 偏食：可引起维生素 C、维生素 A 缺乏。维生素 C 是一种水溶性物质，可以提高中性粒细胞和淋巴细胞的杀菌和抗病毒能力，减轻感冒症状，还可以缩短病程。维生素 A 是一种脂溶性物质，可以稳定人体上皮细胞膜，维持皮肤和黏膜结构的完整，增强人体免疫功能
	2. 长期吃高脂肪、高蛋白、高糖等"三高"食品：会降低人体免疫功能，容易引起感冒，食用过多的糖，不仅会导致食欲不振、脾胃虚弱，还会导致体内失水，引起口干舌燥及上火症状，从而易发生上呼吸道感染。此外，过多吃糖，也会加重儿童缺钙和维生素 E 的消耗，致使体弱多汗，免疫力下降，反复出现感冒
结语	合理饮食可减少患感冒机会

236. 感冒患者的饮食原则是什么

感冒患者的饮食原则是什么
饮食宜清淡、稀软，种类应新鲜丰富
多摄入果蔬、多补充水分
忌食甜腻、辛辣油炸类食物

感冒患者的饮食原则	1. 营养原则	（1）感冒患者多有食欲不振、消化不良等现象，故饮食应清淡稀软、易于消化吸收。饮食宜少量多餐
		（2）感冒患者多有发热、出汗等症状，或因服用解表药而出汗。因此应及时补充水分，足量的水分还能稀释血液中的毒素，加速代谢物的排泄，从而减轻感冒的症状，缩短病程
		（3）蔬果属碱性食物，摄食后不利于病毒、细菌等微生物的繁殖，因此，多吃富含钙、锌元素及维生素的食物，对病毒有一定的抑制作用
		（4）红色的食物富含胡萝卜素，对感冒的痊愈也非常有帮助
	2. 吃适宜食物	（1）主食及豆类的选择：大米粥、小米粥、玉米面粥、米汤、烂面、绿豆、粳米、藕粉糊、杏仁粉糊、豆制品等流质饮食
		（2）肉蛋奶的选择：乳类及乳制品、蛋羹、羊肝、猪肾等
		（3）蔬菜的选择：叶茎类可选大白菜、小白菜、苋菜、芫荽；根茎类可选胡萝卜、生姜、马铃薯；瓜茄类可选冬瓜、黄瓜、苦瓜、西红柿等；各种蘑菇、大葱、大蒜
		（4）水果的选择：苹果、梨、橙子、西瓜、荸荠、甘蔗等汁液多的鲜果
	3. 禁忌的饮食	（1）甜腻食物，甘味甜腻食物妨碍脾胃正常运化，痰湿滋生，加重咳嗽、咳痰之症。故感冒患者不适宜食甜点心、蛋糕、糯米糕点
		（2）辛热食物，辣椒、芥末等辛热食物助火生痰，使痰变黏稠，不易咳出，使头痛、鼻塞加重

续表

		（3）烧烤煎炸之品，烧烤、煎炸食物，诸如煎土司、炸猪肉排、烤肉等，虽气香味美，但不易消化，使康复延迟，不利疾病早日痊愈
感冒患者的饮食原则	3. 禁忌的饮食	（4）刺激性强的调味品，咖喱粉、胡椒粉、鲜辣粉都具有强烈的刺激性，对呼吸道黏膜不利，使之干燥、痉挛，引起鼻塞、呛咳等症，加重患者的症状
		（5）海鱼、柿子、烟、酒等
		（6）饮食不节：饮食不节会使感冒迁延难治
结语	食品应新鲜丰富，多摄入果蔬，少使用辛辣烧烤类食物	

237. 食用哪些药粥可以预防感冒

食用哪些药粥可以预防感冒

- 生姜粥
- 蜜煮鹌鹑蛋粥
- 冬瓜子粥
- 杏仁止咳粥
- 神仙粥

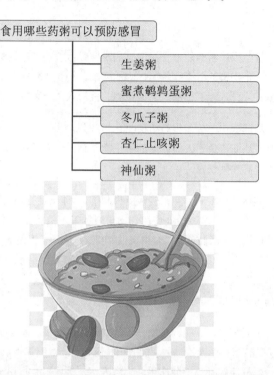

可以预防感冒的药粥	1. 生姜粥：取鲜生姜 6～9 克，切成薄片或切细粒，粳米或糯米 100～150 克，大枣 2 枚，同煮为粥，待粥将成时加入红糖适量，稍煮一会儿即可食用，有温肺暖胃、驱散风寒之功效
	2. 蜜煮鹌鹑蛋粥：鹌鹑蛋 2 只、生姜 1 片、粳米 100 克，加水同煮为粥，粥将稠时，加入蜂蜜 50 克调匀即可食之。对感冒引起的咳喘痰多有效
	3. 冬瓜子粥：取冬瓜子 100 克，打碎，入水煮 20 分钟，去渣，加入粳米适量，煮熟加入冰糖调味食用。能清热除烦，化痰止咳，治疗感冒发热、咳嗽有痰、小便黄赤有效
	4. 杏仁止咳粥：取苦杏仁 20 克（或杏仁霜一小包）、川贝 10 克、生姜 20 克、大米 200 克、冰糖 100 克，加水适量熬煮成粥。有止咳化痰、润肺除燥、清除内热之功效
	5. 神仙粥：葱白 7 个、生姜 7 片、糯米 100 克、食醋 50 克。先将葱白洗净与生姜、糯米同煮，待粥熟后，兑入醋即成。具有杀菌健胃、发汗解表、驱散寒邪作用，是防治感冒的良方。对头痛发热、恶风怕寒、鼻塞流涕、腹痛泻痢型感冒患者更适宜
结语	感冒虽是常见病、多发病，但若防治不及时，常因引起肺炎等并发症而产生不良后果。药粥容易做，经常食用能起到防治感冒的效果

238. 服用板蓝根可以预防感冒吗

服用板蓝根可以预防感冒吗	板蓝根中含有能够干扰流感病毒核酸合成的非常见的核苷类成分，能有效地防止病毒的传染和杀灭体内的病毒，还含有具有增强免疫作用的板蓝根多糖等成分，能够提高人体免疫力，促进人体产生抗体，杀灭流感病毒
	板蓝根中的板蓝根有机酸类化学成分，能清除人体内的内毒素和过氧自由基，从而避免了人体体温的不正常升高，避免了寒战、发热现象，保护机体不受高热的伤害
	感冒流行期间，冲服些板蓝根制剂，可以起到预防感冒的效用。但"是药三分毒"，经常过多地使用会出现过敏等不良反应，主要表现为头昏眼花、面唇青紫、四肢麻木、全身皮肤潮红、皮疹等，有时表现为全身红斑型药疹，严重时可引起过敏性休克。所以生活中可以适当地选用板蓝根预防感冒，但需知道凡事过犹不及，适量即可，不能一味地大剂量服用，主要还是通过增强身体抵抗力来预防感冒
结语	板蓝根是十字花科植物，菘蓝或爵床科植物。板蓝根的根茎含多种抑菌成分，有清热解毒等功效。板蓝根抗菌谱广，对脑膜炎双球菌、溶血性链球菌、白喉杆菌等都有抑制作用。临床表明，板蓝根有抗病毒作用

239. 冬春季节预防感冒应注意什么

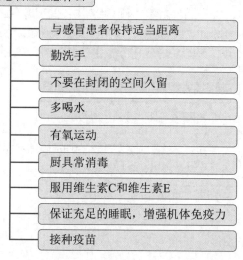

冬春季节预防感冒应注意什么
- 与感冒患者保持适当距离
- 勤洗手
- 不要在封闭的空间久留
- 多喝水
- 有氧运动
- 厨具常消毒
- 服用维生素C和维生素E
- 保证充足的睡眠，增强机体免疫力
- 接种疫苗

冬春季节预防感冒的注意事项	1. 与感冒患者保持适当距离：患者咳嗽、打喷嚏时，带病毒的唾液可飞溅到约 10 米远，当你发现有人要打喷嚏或咳嗽时，应与其保持距离。如果是在电梯或公共汽车上遇到这种情况，可马上转过身去，因为人的眼睛和鼻子是最容易被传染的
	2. 勤洗手：有些病毒可以在患者手摸过的地方存活 3 小时，因此，经常洗手的人能远离感冒，另外，不要养成揉眼睛、抠鼻孔的坏习惯，这样很容易把手上的病毒带到最易被传染的部位
	3. 不要在封闭的空间久留：空气不流通的地方容易滋生感冒病毒。办公室是易传染感冒的地方，如果避不开这些地方，可以使用淡盐水使鼻子经常保持湿润
	4. 多喝水：大量的水可以将病毒从身体中带走，防止脱水症（脱水症是感冒的并发症之一）
	5. 有氧运动：每天进行 30～45 分钟的有氧锻炼，如散步、骑车、跳舞等，可极大增强人体抵御感冒的能力，避免患上呼吸道传染病

续表

冬春季节预防感冒的注意事项	6. 厨具常消毒：厨房里的海绵和抹布里藏有大量病菌。如果家中有患者，要常用消毒液擦洗他们触摸的东西（如水龙头、门把手、冰箱拉手等）
	7. 服用维生素 C 和维生素 E：适量口服维生素 C，能减轻感冒症状；维生素 E 在人的免疫系统中占有重要地位，它广泛存在于动物脂肪和植物油中，适量服用可以预防感冒
	8. 保证充足的睡眠，增强机体免疫力
	9. 感冒流行期间接种流感疫苗
结语	冬春季是感冒的高发季节，由于引起感冒的病毒种类很多，病毒相互之间没有交叉免疫力，容易使人反复患病

240. 生活中有哪些小妙招可预防感冒

小妙招预防感冒	1. 喝鸡汤：美国有两家临床医疗中心报道，喝鸡汤能抑制咽喉及呼吸道炎症，对消除感冒引起的鼻塞、流涕、咳嗽、咽喉痛等症状极为有效。因为鸡肉中含有人体所必需的多种氨基酸，营养丰富，能显著增强机体对感冒病毒的抵抗能力，鸡肉中还含有某种特殊的化学物质，具有增强咽部血液循环和鼻腔液分泌的作用，这对保护呼吸道通畅、清除呼吸道病毒、加速感冒痊愈有良好的作用
	2. 多食萝卜：实践证明，萝卜中的萝卜素对预防、治疗感冒有独特作用。具体做法是把甜脆多汁的萝卜切碎，压出半茶杯汁，再把生姜捣碎，榨出少量姜汁，加入萝卜汁中，然后加白糖或蜂蜜，拌匀后冲入开水当饮料喝，每日 3 次，连服两天，可以清热、解毒、祛寒，防治感冒
	3. 糖姜茶合饮：因感冒多为外感风寒之邪，常有头痛、鼻塞、流涕及全身关节酸痛，甚至怕冷、发热等症状。可用红糖、生姜、红茶各适量，煮汤饮，每日 1～2 次，不仅暖身去寒，而且有良好的防治感冒作用
	4. 少吃食盐：实验证明，少吃含钠的食盐，可提高唾液中溶菌酶的含量，保护口腔、咽喉部黏膜上皮细胞，使其分泌出更多的免疫球蛋白 A 及干扰素来对付感冒病毒。因此，每日吃盐量应控制在 5 克以内，对防治感冒大有益处
	5. 冲服蜂蜜：蜂蜜中含有多种生物活性物质，能激发人体的免疫功能，每日早晚两次冲服，可有效地治疗和预防感冒及其他病毒性疾病
	6. 服酵母：美国加利福尼亚大学在试验中发现，在制作面包的酵母中，含有一种可防止感冒病毒在人体细胞内繁殖扩散的成分，可治疗普通感冒，但对流行性感冒无效
	7. 多吃佐料：美国威斯康星大学研究认为，生姜、干辣椒有助于人体驱逐感冒病毒，止咳化痰。美国癌症研究院在不久前透露，大蒜能增强人体的免疫功能。在烹调菜肴时多加点佐料，可使感冒早愈
	8. 食醋滴鼻、熏蒸：将食醋以冷开水稀释，配制成 5%～10%溶液滴鼻，每日 4～6 次，每侧鼻孔滴入 2～3 滴，对治疗感冒及流行性感冒有很好的疗效。尤其是感冒初期，疗效更佳，食醋可杀灭潜伏在鼻咽部的感冒病毒。在感冒流行期间，用食醋滴鼻有可靠的预防作用。另外，食醋熏蒸也可治疗感冒，即将 100 克食醋放在火炉上熏蒸，室内不仅顿时生香，而且醋分子飘散在空气中可杀灭室内的感冒病毒，能有效地防治感冒。感冒流行期间，每日最好熏蒸食醋 1～2 次

续表

	9. 搓手：由于手拇指根部（医学上称为大鱼际）肌肉丰富，伸开手掌时，明显突起，占手掌很大面积。大鱼际与呼吸器官关系密切。每日搓搓，对于改善易感冒的体质大有益处。其方法是：对搓两手大鱼际，直到搓热为止。搓法恰似用双掌搓花生米的皮一样。一只手固定，转另一只手的大鱼际，两手上下交替。两个大鱼际向相反方向对搓，搓 1～2 分钟，整个手掌便会发热。这样做可促进血液循环，强化身体新陈代谢，所以能增强体质，故而不易感冒
	10. 按摩鼻翼：两手微握拳，以屈曲的拇指背面上下往返按摩鼻翼两侧。每日上下午共按摩 15～30 次，以局部红、热为度。此法可改善鼻部血液循环，促进黏膜细胞分泌，并通过纤毛的"定向摆动"，将感冒病毒及其有害的代谢物排出体外
	11. 穴位按摩：用双物的拇指、示指、中指指端（任用一指）按摩鼻道、迎香、鼻流等穴后，再用鱼际穴周围的肌肉发达区，揉搓鼻腔两侧由迎香穴至印堂穴的感冒敏感区。按摩涌泉穴和足心，直至发热，使这两个区域的经络通畅、气血运行正常。这样可预防风寒侵入，拒敌于大门之外
小妙招预防感冒	12. 针灸治法：我国的针灸对感冒颇有疗效。当患感冒时，尽早去针灸，可以使鼻塞、头痛减轻，并能使升高的体温经过一昼夜渐渐恢复正常。由于针灸可通过经络的调节作用，使体内免疫功能增强，故疗效可靠。治疗感冒的有效穴位是：上星、印堂、风池、迎香、合谷、外关。留针 15 分钟，每日针灸一次，一般 2～3 次可痊愈
	13. 多睡觉：美国哈佛大学医学院的研究人员发现，人在睡眠时，体内细菌可制造出一种叫"胞壁酸"的物质，有增强人体免疫力的作用，能加速感冒及其他病毒疾病的康复。因此提出睡眠也是一种治疗方式，特别是对感冒尤为适用
	14. 呼吸蒸气：在大口茶杯中，装入开水一杯，面部俯于其上，对着袅袅上升的热蒸气，作深呼吸运动，直到杯中水凉为止，每日数次。此法治疗感冒，特别是初发感冒效果较好
	15. 冷水洗面：此法一般从夏季开始，秋冬不辍，以增强适应性。每日早晚坚持用冷开水洗脸，这样可增加面部的血液循环，提高抗病、耐寒能力，从而预防感冒的发生
结语	预防感冒来自于生活中的点滴，持之以恒方可有成效

241. 女性常常经后感冒该如何防治

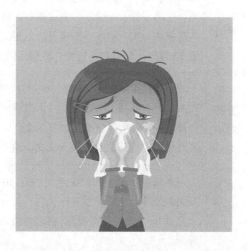

女性常常经后感冒该如何防治	1. 经前预防：在月经来潮前选服下列一些食疗方，有助于预防经后感冒	（1）阿胶猪瘦肉汤：阿胶 10 克，党参 10 克，枸杞子 10 克，葱白 3 根，猪瘦肉 50 克。制作时，先将阿胶打碎，将猪瘦肉洗净切成小块，连同葱白、党参、枸杞子同时放进砂锅内煮汤。食用时可加盐调味。在月经前 1 周连服 2～3 次，尤其适用于月经量多的女性
		（2）当归红枣汤：当归 10 克（宜用头或身，不宜用尾），红枣 6 个，黄精 5 克，鲜鸡蛋 1 个。制作时，先将当归洗净，隔水蒸软，切薄片待用。红枣洗净去核，黄精洗净。然后将当归、红枣、黄精同放入砂锅内煮汤。汤煮成后，加入鲜鸡蛋（去壳），再煮 5 分钟即可。可饮汤食鸡蛋。本方可在月经前 1 周连服 2 次，适用于平时体质较弱，并易头晕者
		（3）加味当归生姜羊肉汤：当归 30 克（宜用头或身），生姜 15 克，北芪 15 克，鲜羊肉 250 克。制作时，先将当归洗净，隔水蒸软，切成薄片。生姜切成薄片，鲜羊肉洗净切小块。将上述 4 物同放入炖盅内，隔水炖 1.5 小时，然后调味饮汤食肉。可在经前多食，本方尤其适合于有贫血现象而月经量少的女性

女性常常经后感冒该如何防治	2. 及时治疗：如果月经干净后患上感冒，就应及时治疗，不要拖延以免影响身体。治疗经后感冒可用药物与食疗相结合的方法	（1）红糖茶：红糖30克，茶叶6克，荆芥10克，苏叶10克，生姜3片。制作时，先将荆芥、苏叶、生姜、茶叶同放入砂锅内，加入清水500毫升。先用武火煮开后改用文火煎煮20分钟，然后加入红糖，待糖溶化后即可。每日饮2次
		（2）防风粥：防风15克，生葱白3根，大米100克。制作时，先将防风、生葱白同放入砂锅内煎取药汁，然后取汁待用。同时将大米洗净放砂锅内煮粥，待粥将熟时加入药汁煮成稀粥。趁热服食，每天2次，连服2~3天
		（3）葱蒜饮：葱白250克，大蒜250克。制作时，将葱白及大蒜洗净，切碎，放进砂锅内，加清水2000毫升，用中火煎煮0.5小时，待温饮用，每次内服25毫升。每天服3次，连服2~3天
结语	很多女士月经后易患感冒，这种情况比较常见，究竟是什么原因导致的呢？妇女每次来月经时，因失去一定量的血液，以及体内激素水平的变化，身体抵抗力自然较平时下降，尤其是平时体质较弱且月经量又较多的女性，更为明显。此时若不注意保健防护，很容易发生感冒	

242. 女性怀孕期间如何预防感冒

	首先，当有疲倦的感觉时，最好能即刻休息，享受充足的睡眠
女性怀孕 期间如何 预防感冒	其次，应尽量摄取含丰富矿物质及维生素的食物，切忌吃快餐食品和挑食偏食而造成营养不均衡。另外，瑜伽、游泳、散步等适度的身体运动，对预防流感也极具效果。在怀孕期间要保持居室通风，注意温湿度适宜，可以经常用醋熏蒸房间，并尽量减少去人群聚集场合（如地铁、超市、办公室、格子间、聚会等）和不接触感冒患者
	上班族准妈妈常常不可避免要出入公共场所，会与抽烟者有较多接触机会，并需面对更多的压力，因而比一般的准妈妈更容易疲倦，感冒的发生率会大为提高。当察觉有感冒的症状时，不要惊慌失措或乱服药物，"不应对此不加留意"而应"立刻漱口，提早就寝"，因为这两点是预防感冒的最佳方法。必要的时候，也可以到医院找医生咨询
结语	女性妊娠期间最好减少患感冒机会，但预防感冒，并非需要过分保养，只要每天保证充分的休息及营养，可增强机体的抵抗力，感冒病毒便不是那么可怕的

243. 哪些小方法是孕妇对付感冒的良策

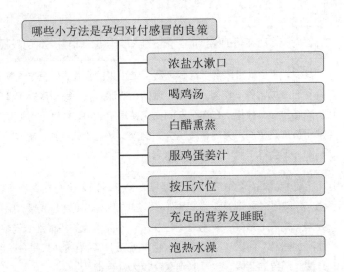

	1. 浓盐水漱口：感冒初起喉头痒痛时，立即用浓盐水每隔 10 分钟漱口及咽喉 1 次，十余次即可见效
	2. 喝鸡汤：可减轻感冒时鼻塞、流涕等症状，而且对清除呼吸道病毒有较好的效果。经常喝鸡汤可增强人体的自然抵抗能力，预防感冒的发生
	3. 白醋熏蒸：把一汤勺白醋加入保温茶杯内约 42℃的热水中，将口、鼻部置入茶杯口内，不断吸入热蒸气，建议每天 3 次
孕妇对付 感冒的 良策	4. 服鸡蛋姜汁：咳嗽者，可用 1 个鸡蛋打碎、搅匀，加入少量白砂糖及生姜汁，用半杯开水冲服 2～3 次可起到止咳效果
	5. 感冒初起，刚感到鼻喉发痒时，不妨试试这个方法：两脚稍分开直立，脖子伸直，头尽量上顶，两眼睁大，尽量伸长舌头，两手十指伸直，然后从头顶至手、脚趾使劲用力，直至全身震颤，并不断发出"嗳"声，反复 2～3 次
6. 按压穴位	（1）左手掌大拇指和示指之间（近虎口处）以及右手大拇指第二关节以下部分的掌面，此处俗称"治感冒穴"，按压穴位可以防治感冒。具体方法：将一把金属匙子放在开水中，加温后（以不烫伤手为合适温度），放在穴位上按摩，如果某处感觉异常，则在该处加强按摩。热按摩片刻后，再用一把泡在冷水里的匙子刺激该处。轻感冒或咳嗽者，按上述方法刺激 5～10 次即可

续表

孕妇对付感冒的良策	6. 按压穴位	（2）后脑勺下方颈窝的两侧，由颈窝往外约两个拇指，此处为风池穴。经常按摩风池穴利于风邪疏散，能有效防治感冒，改善疲劳和睡眠不佳，并且对感冒引起的头痛、头晕效果更好。按摩时，准妈妈采取一个舒服的坐姿，准爸爸则站立用双手大拇指轻轻按揉准妈妈的风池穴，或以单手大拇指和示指按摩，另一手则固定其头部。当然，准妈妈也可以随时自己按摩。用力按压至稍感酸胀，并有发热感，每天坚持，就能收到很好的效果
	7. 充足的营养及睡眠：静心休养、充足的睡眠和合理营养可增强机体的抵抗力，从而达到预防及治疗孕妇感冒的目的	
	8. 泡热水澡：如果发热不到 37.4℃，可洗澡，泡热水澡可以温热身体，适度的湿气会促进人体的新陈代谢，建议在泡澡前，先暖和一下居室，温水浸泡时间尽量长些，浸泡后立刻就寝，轻微的感冒一般可不药而愈。但当发热超过 37.5℃，必须慎防肺炎之类的并发症	
结语	大部分准妈妈因为怀孕而导致抵抗力下降，稍不注意就患伤风感冒，出现头痛、咳嗽、鼻塞等症状。服药治疗又担心会对肚子里的胎儿有不良影响，但必须提醒大家注意的是，这些方法的效果会因人而异，如果运用后，感冒症状仍持续加重，还是建议在医生的指导下进行治疗。一般来说，感冒几乎都可以不治而愈，但身体极端不适时，不能"硬扛"，此时疾病本身对母亲和胎儿的影响可能远远超过药物的副作用，所以应权衡利弊，视情况而定，必要时请医生给予指导	

244. 夏天孕妇感冒了应注意什么

夏天孕妇感冒了应注意什么	轻度感冒的孕妇，可多喝白开水，避免疲劳，卧床充分休息，注意身体保暖，口服感冒清热冲剂等。感冒较重伴有高热时，除一般处理外，应尽快地控制体温，首选物理降温法，可以用凉水浸湿毛巾覆于额颈部，或用酒精棉球在前额部、背部、大腿根部等处局部擦浴等，如果效果不佳，也可以选择使用药物降温
	在选用退热药物时，要避免对孕妇、胎儿有明确不良影响的药物，如阿司匹林，建议应在医生指导下使用解热镇痛药。中医中药可有效控制感冒病毒，采用清热凉血中药，治疗孕妇感冒，应该是一个更好的办法
结语	夏季天气潮热，病菌容易孳生，如果孕妇夏天感冒，应尽快地控制感染，排除病毒，同时应采取降低体温措施

245. 产妇感冒了是否可以继续哺乳

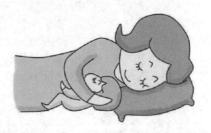

产妇感冒了是否可以继续哺乳	产妇感冒是常见的情况，产褥期的妇女容易出汗，又加上抵抗力低下及产后劳累，稍不注意就感冒了。如果感冒不伴有高热时，产妇只需多饮水、吃清淡易消化的食物和喝新鲜果汁、多睡眠休息，可以在戴口罩的情况下继续哺乳婴儿
	如果产后感冒伴有高热，不能很好地进食，应到医院就诊，医生常会给输液，必要时会给予对乳汁影响不大的抗生素，同时可服用板蓝根、感冒冲剂等药物。高热期间可暂停母乳喂养 1～2 天，停止喂养期间，要把乳汁吸出来，以保持可继续喂养
结语	刚出生不久的孩子自身带有一定的免疫力，所以不用过分担心会把感冒传给婴儿而不敢继续哺乳

246. 对待感冒应避免哪些误区

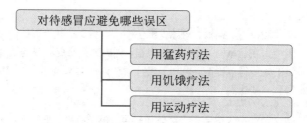

对待感冒应该避免的误区	1. 用猛药疗法：服药过多会加重身体负担。有些人患感冒后，便同时大剂量使用抗生素、解热镇痛药、中成药、激素、维生素、能量补充药等多种药物，以为药用得越多康复得越快。这种做法对身体是有害的，因为每种药物都存在毒副作用，同时大量使用多种药物极易加重机体负担，有些还会引起过敏反应。如果未发生细菌感染，只属病毒性感冒，用抗生素根本不起任何作用，只能给身体带来毒害。所以感冒后要区分症状，合理用药，切不可随便服药
	2. 用饥饿疗法：感冒后机体不适会使人食欲减退，不思饮食。此时如果不及时补充营养，还采取有意识不进食的饥饿疗法，则会给身体带来极为不利的影响，因为抗病能力与营养有直接关系。此外，感冒时一般伴有发热、咳嗽等症状，这都会加大机体能量的消耗，如果不能及时补充能量，会使病情日渐加重。所以正确的做法应该是，患感冒后适量进食，口味宜清淡，以流食为主，适当多摄取一些蛋白质、维生素、矿物质，如瘦肉、鱼类、鸡蛋、蔬菜、水果等
	3. 用运动疗法：多休息是治疗感冒的重要手段。因为当前尚未研究出能杀灭感冒病毒的有效药物。患感冒时，如能及时、合理地休息，会降低人体的消耗，提高机体的免疫水平，减少并发症的发生，并能缩短感冒的病程。美国科学家曾专门对此做过试验：把 120 名感冒患者，随机分成两组，一组以休息为主，一组以用药物为主、不休息。结果发现：休息组的病程比用药组的病程缩短了 1.3 天，并发症减少了 54%。因此，感冒患者，切不可剧烈运动，最好放下手中的工作或学习，立即休息，同时多饮白开水和果汁，当症状消失且体温恢复正常后，方可上班或上学
结语	有的人患感冒后，虽然及时采取了相应的治疗措施，可病症还是得不到缓解，有的甚至还会感觉越来越重。这主要是因为治疗不得法，使效果大打折扣或适得其反

247. 感冒患者应如何正确运动

感冒患者应如何正确运动	感冒后打球、跑步、游泳，出一些汗，感冒症状当时的确会减轻一些。这是因为人在运动时，交感神经兴奋，体内的白细胞和其他抗体所组成的防御系统的功能得以提高，再加上出汗时体内的毒素排出体外较快，能使感冒症状得到一些缓解
	但这种情况仅适合于少数体质较强、感冒初期、症状较轻的人，且运动还不可过量，时间也不可太长，出汗后不能吹风，要立即更换衣物。通过体育锻炼、剧烈运动治疗感冒的方式不适宜于大多数人，尤其是儿童、体弱者和老人，可以说是完全有害无益的方法
结语	有不少人认为，患感冒后，打打球或跑跑步，出一身汗，就好了，其实这种说法并不科学，也是不可取的

248. 感冒患者如何注意衣食住行

感冒期间，在衣食住行方面需特别注意的事项	1. 要多加休息：休息得越充分，康复得越快，避免劳累和剧烈运动，保证充足的睡眠，才能增强抵抗力，防止病情加重，缩短感冒病程
	2. 要补充水分：多喝白开水和含维生素 C 的果汁
	3. 要补充足够的热量：吃些清淡易消化并含碳水化合物多的食物，避免饮食太过油腻
	4. 要多开门窗：让室内空气充分流通，保持一定温度和湿度。家庭应尽量不用空调，房间内空气可采用食醋加以熏蒸消毒
	5. 要注意保暖：天气急骤改变多是感冒的诱发因素，所以感冒时应注意天气变化，随时增减衣服
结语	感冒与日常生活习惯有很大关系，养成良好的生活习惯才可有效预防感冒

249. 怎样可以防止感冒加重

怎样可以防止感冒加重	1. 注意保暖：感冒期间多穿衣物，科学使用空调，不要贪一时舒服而忽视了自身的健康，越是感冒，越应该注意身体保暖，减少呆在空调房间里的时间
	2. 合理饮食：增强营养，多补充水分和维生素，少吃油炸、盐制、辛辣等食物
	3. 保持良好心态：感冒不是很严重的疾病，但也不可疏忽大意，心胸豁达、情绪乐观是各种疾病早日康复的重要因素
	4. 严禁滥用药物：滥用药物可引起抵抗力下降、正常菌群失调，掩盖症状，耽误病情，导致病情加重
	5. 适时使用抗生素：若发现已经合并其他感染，就一定要在医生指导下使用抗生素，如头孢类、红霉素类或青霉素类的消炎药效果都比较好
结语	防止感冒加重与预防感冒有很多类似的地方，区别在于药物治疗方面。但均应在医师或药师的指导下合理用药，不可盲目自服

250. 旅行中自己如何巧治感冒

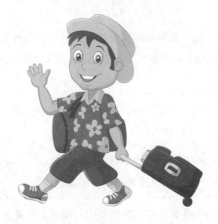

旅行中自己如何巧治感冒		1. 泡个澡或冲洗热水澡：掌握好泡澡时间不宜过长，浴后静坐 5～10 分钟，其间身体注意保暖，躯体不要乱动，不讲求姿势，但以舒服为准。当机体进入最佳自调状态，全身即会感到舒服清爽，感冒症状即可减轻
	2. 自我按摩穴位	（1）按摩五官，尤其应按摩鼻翼、鼻腔，以舒适为度
		（2）双手指揉按迎香、太阳、风府各穴。每穴 3 分钟，力度以酸中透着舒适为准，然后双手擦鼻翼、揉眼球、按眼眶、捏颈、梳头各 1 分钟，做完后喝一杯温开水，盖好被睡一觉，醒后会感觉轻松无比
		3. 一份酸辣肚丝汤和椒炒豆芽，快速吃喝完，促使全身发汗，发汗期间注意保暖。因风寒而引起的感冒，一般一次可愈
		4. 取白醋，将棉球浸透后塞入鼻孔，交替纳入，鼻腔用力抽搐，刺激鼻窦、额窦，可以缓解喷嚏、流清涕、鼻痒和流泪等症状
		5. 用酒精或白酒，也可用冰块，频擦颈部两侧、腋下、四肢与胸背、双手心，可迅速起到物理降温的效果，从而缓解病情
	结语	出门在外如没有配备感冒药品，以上方式可以很好的缓解感冒症状

251. 如何预防老年人感冒

如何预防老年人感冒	1. 要谨防传染：感冒患者打喷嚏或咳嗽时，病毒可随着喷出的分泌物而飘浮在空气中，具有较强的传染性。因此，家人及亲属如患感冒时，应尽量注意隔离，避免传染给老人。另外，老人的居室内应保持整洁卫生，勤开窗通风。冬季天气寒冷不宜开窗通风时，室内可以食醋加适量的水蒸熏，以抑制和杀灭室内的病菌，起到消毒作用，对预防感冒有较好的效果
	2. 要避免受寒：人体遭受寒冷的袭击后，免疫力可在短时间内迅速下降，上呼吸道的防御功能减弱，平时存于鼻、咽、喉部的病毒和细菌会乘虚而入使人发病。因此，高龄老人在寒冷的冬季应注意御寒保暖，避免因受寒而引发感冒
	3. 要积极锻炼：积极的锻炼能改善人体的生理功能，增强体质和抗病能力。实践证明，能够积极坚持锻炼的老人，很少发生感冒。然而，作为高龄的老人，冬季锻炼不宜去室外，应在室内进行。如走走步、搓搓手、原地踏步走、甩手运动、深呼吸运动或静气功等均是锻炼身体的好项目，但应根据自己的身体状况进行选择
	4. 要增强免疫力：体质较差或多病缠身的老人易患感冒，为保持和增强自身的免疫功能，饮食中应有充足的蛋白质，如豆制品、鱼肉、牛奶、瘦肉、蛋类等，也可适当补充维生素类，尤其是维生素 A、维生素 B_2 和维生素 C，对增强上呼吸道的防御功能有较好的作用。肌内注射丙种球蛋白或转移因子也可起到预防感冒的作用
	5. 可采用中医揉压穴位法：可用两手中指指肚对准额部两侧的太阳穴进行揉压 3～5 分钟，然后再揉压两足底的涌泉穴 3～5 分钟。每晚睡前坚持揉压以上穴位，可调整和改善免疫系统的功能
结语	老年人反复发生感冒的根本原因是免疫力低下，增强抵抗力和体质对于体虚者来说，是获得健康的关键。反复感冒不愈的老年人、体弱者，应选择适合自身状况的感冒药物进行治疗，除了要缓解感冒症状，同时提高机体的免疫力是非常重要的。老年人平时要预防在先，有症状时及早就医、规范治疗，这样感冒才能及时痊愈且不易复发

252. 防治老年人感冒的居家护理措施有哪些

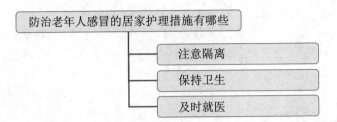

防治老年人感冒的居家护理措施	当家中有人患感冒时，应尽量注意隔离，室内用醋或艾烧熏，防止交叉感染、避免传染给老年人
	老年人的居室内应保持整洁卫生、室内空气清新、温度适宜；饮食宜清淡，以半流饮食为宜，多饮开水
	应严密观察病情变化和出汗多少，防止发生虚脱，如高热不退、咳嗽，甚至胸痛、呼吸困难有并发肺炎的可能时，应及时到医院就诊
结语	老年人感冒不容忽视，否则可能会造成严重肺部感染，甚至危及生命

253. 儿童感冒如何正确合理用药

为保证儿童感冒的合理用药，需注意哪些问题	1. 按时服药、剂量足量、不得过大、按疗程服用、时间不可过久
	2. 3 岁以下小儿，肝、肾功能还未发育成熟，不要口服或注射扑热息痛
	3. 小儿或其家庭成员有退热药过敏史者，要慎用此类药
	4. 退热药不要和碱性药同时服用，如小苏打、氨茶碱等，会降低退热的效果
	5. 用盐水漱口可减轻咽痛（1 杯水中放 1/2 茶匙盐）；感冒期间的饮食宜清淡易消化
	6. 服药期间多休息、多饮水，以利药物的吸收和体内有害物质排泄，减少药物对机体的毒性作用
	7. 关于退热药的使用：发热是身体的一种防御性反应，既有利于消灭入侵的病菌，又有利于孩子的正常生长发育。退热的最好办法是物理降温，如冷敷、酒精擦浴等。如物理方法不能使体温下降，发生高热时（39℃以上）应在医生指导下使用退热药。常用的退热药有：10%～20%安乃近滴鼻液、小儿退热栓等。慎用 APC（复方阿司匹林），尤其是 3 岁以下的小儿，一般不主张用这种药
	8. 关于抗生素的使用：由于感冒大多为病毒感染所致，抗生素对病毒无效。感染病毒没有特异性的治疗药物，通常使用的感冒药只能缓解症状。常用的抗病毒药有：三氮唑核苷、板蓝根冲剂、双嘧达莫（潘生丁）等。继发细菌性感染时，如血液检查白细胞数明显增高，出现支气管炎或肺炎等，方应在医生指导下合理使用抗生素
结语	儿童各器官系统尚未发育完善，对外界的抵抗力低，是最易感冒的人群。而治疗疾病的各种药物，均可能导致不同的毒副作用，因此儿童用药更应慎重。需在专科医生的指导下，选择适当的药物治疗，最好服用儿童专用感冒药

254.怎样预防儿童反复感冒

儿童健康专家对预防儿童反复感冒的建议

1. 户外活动：适当增加户外活动时间，经常进行"三浴"锻炼（即日光浴、水浴、空气浴），对增强小儿体质，提高对气温变化的适应能力极为重要。有研究表明，坚持户外活动的儿童患感冒的机会显著少于户外活动少的小儿。呼吸道长期不接受外界空气的刺激，就得不到耐寒锻炼，对病原菌抵抗力弱，易患病。冬天可选择阳光充足、风较小的时候，让小儿在室外活动0.5~1小时

2. 合理饮食：首先提倡母乳喂养。母乳含有对呼吸道黏膜有保护作用的免疫球蛋白，是孩子体格和智力发育的最佳食品，并可减少呼吸道疾病的发生。除了母乳喂养，应根据小儿生长发育的不同阶段，及时添加辅食，补充富含维生素的食物，如新鲜的水果、蔬菜、蛋鱼及肉类，均衡营养，防止偏食及挑食，防治佝偻病和营养不良。适量补充水分，保持呼吸道湿润，以减少疾病的发生。认真对待每日三餐，特别是早餐，使体内产生足够的热量，增加御寒能力

3. 居住环境：温度适宜，婴儿的体温与成年人相差不多，但他们的体温调节中枢功能较差，在过冷或过热时不能及时调节。冬天室温宜保持在18~20℃，孩子受寒着凉后，应该马上到温暖的室内，同时喝些热茶、热汤、牛奶，特别是姜汤更好

4. 及时增减衣物：应根据气温变化及时增减衣物，不可穿得太多，切勿骤增或骤减。小儿出汗后要及时换下汗湿的衣服，以免受凉诱发感冒。其衣着与成年人相比只要略微多一点就可以了。穿戴过厚过多或盖被过厚时，孩子活动后易出汗，出汗后未能及时换下汗湿的衣服反而容易着凉感冒；而且会使宝宝体内丧失过多的水分，严重时还会出现高烧、精神萎靡不振、吵闹、拒食等情况

5. 远离感染源：家里和托儿所所有人感冒时，避免孩子与感冒患者直接接触，不要同床睡觉，要经常开窗通风，保持室内空气新鲜、流通，经常晒被褥。用醋熏蒸房间，可杀灭空气中的病原体。感冒多发或流行季节时，不要带孩子到人多拥挤、空气污浊的公共场所

儿童健康专家对预防儿童反复感冒的建议	6. 孩子有上呼吸道慢性疾病时应积极治疗，如孩子患有鼻炎、扁桃体炎、支气管炎等慢性上呼吸道炎症，比一般儿童更容易患感冒，故平时应该及时治疗
	7. 有过敏体质的孩子应避免与过敏原接触，遇到冷空气时戴上口罩，不要长时间逗留在空调房里，避免剧烈活动
结语	有些孩子容易感冒，常反复发生。家长会以为孩子抵抗力差，而倍加保护。如怕孩子着凉感冒，总是给孩子穿得很多，或将孩子裹得严严实实；担心孩子接触到病菌，整天让孩子呆在室内不出门；或给孩子吃各种各样的营养补品，甚至借助于注射丙种球蛋白，希望能增强孩子的抵抗力。这些措施对预防感冒的效果往往不尽如人意

255. 家中有经常感冒儿童应常备哪些中成药

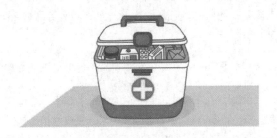

家中应常备的治疗小儿感冒的中成药	**1. 九宝丹**：具有发汗解表、止嗽化痰、健胃消食的功能。主要用于风寒感冒，症见怕冷发热、头痛肢酸、无汗、鼻塞、流清涕、咳嗽痰多、食欲不振等
	2. 妙灵丹：具有清热解表、止咳化痰的作用。适用于小儿外感风邪、肺胃蕴热引起的头痛、发热、怕冷、无汗或微汗、鼻塞流涕、咳嗽痰多、咽喉肿痛、气促作喘、口渴、面赤唇红，甚至高热不退，出现惊风抽搐等症。此丹是治疗小儿感冒发热、咳嗽痰多的常用中成药
	3. 小儿感冒冲剂：能够清热解表，主要用于小儿感冒发热，普通感冒、流行性感冒均可应用
	4. 小儿保元丹：具有清热解表、镇惊化痰之功。适用于小儿感冒风寒、痰热内闭引起的怕冷发热、无汗、鼻塞不通、流清涕、咳嗽痰盛、气促作喘、面赤唇红，甚至高热不退、烦躁不安、神昏抽搐等症。是治疗小儿感冒未解、里热炽盛引起的高热喘促为主症的常用中成药
	5. 回生救急散：简称救急散，大瓶重 3 克，小瓶重 1.2 克。该药具有清热解表、镇惊化痰的作用。适用于小儿内有积热、伤风感冒引起的身热无汗、咳嗽痰盛、咽喉肿痛、大便秘结、小便黄赤、烦躁不安，甚至惊风抽搐等症。是治疗小儿感冒发热的常用中成药。尚可用于流感、肺炎喘嗽、隐疹不透、急热惊风等症
	6. 小儿至宝锭：简称至宝锭，是治疗小儿感冒挟滞的常用中成药之一。该药能够清热导滞、祛风化痰。适用于外感风寒、停食停乳引起的发热、咳嗽痰多、呕吐恶心、不思饮食、大便酸臭、手心发热、烦躁不安，甚至神昏抽搐等症

家中应常备的治疗小儿感冒的中成药	7. 牛黄镇惊丸：是治疗小儿感冒挟惊的主要中成药之一。为蜜丸，每丸重1.5克。该药具有清热镇惊、散风化痰的功能。适用于小儿素有内热、感受外邪、痰热内闭引动肝风所致的头痛无汗、高热不止、痰涎壅盛、气促作喘、烦躁不宁、睡中惊惕，严重者可出现神志不清、手足抽搐等症
	8. 香苏正胃丸：又叫香苏正胃丹。亦为蜜丸，每丸重1.5克，是治疗小儿暑湿外感兼挟伤食停乳的常用中成药。该药具有解表和中、消食行滞的功能，只要是夏暑季节贪凉饮冷所致的发热怕冷、呕吐、腹泻、不想吃饭、尿少、腹痛、腹胀等症，均可应用
结语	因为小儿服药比较困难，所以在处方用药时应力求应用剂量小、疗效高的药物治疗。这样，中成药在儿科疾病中，使用就比较广泛，并且有些剂型如丸、散等，还可以调在乳汁、蜂蜜或粥内服用

256. 母乳喂养为何可以减少小儿感冒

母乳喂养为何可以减少小儿感冒	提倡母乳喂养，原因之一就是母乳喂养的小儿感染疾病的几率低，包括不易患感冒
	原因是母乳营养丰富，含有婴儿出生 4～6 个月内所需的全部营养物质，包括适量的蛋白质和脂肪、较多的乳糖、足量的维生素、足够的易吸收铁、足够的水分和适量矿物质钙磷等，而且容易消化吸收。母乳中含有重要的免疫物质——抗体。婴儿的免疫系统未发育完全，这时母乳中的抗体可以帮助婴儿抵御疾病以及抗过敏。通常母乳喂养的婴儿在出生半年之内不容易生病
	母乳喂养方便卫生。乳汁是现成的，不用消毒，不用调配，温度也合适。如果带着孩子外出，母乳喂养则不需要带很多瓶瓶罐罐，也不用担心奶变质
结语	因此母乳喂养给新生儿提供了充足的营养，帮助孩子提高抗感染能力，且避免经口的消化道感染，孩子感冒的发生率就降低了

257. 儿童反复感冒应如何防治

儿童反复感冒应如何防治	1. 预防：反复呼吸道感染，须从胎儿保健做起，确保婴儿健康、足月娩出。实行母乳喂养；培养良好的饮食习惯；多参加体育锻炼，提高免疫力；为孩子创造无烟雾废气、无农药污染、无有害粉尘、无过敏性物质刺激的良好的生存环境，保护好他们的呼吸道和肺功能，确保他们健康成长
	2. 治疗：反复呼吸道感染，单纯应用抗生素不能解决问题，还应从改善营养下手，增强宝宝的抵抗力，提高免疫功能。纠正孩子的偏食挑食，培养良好的饮食习惯；动物性食物、油脂中有丰富的维生素 A、维生素 B、维生素 E、维生素 K 等脂溶性维生素，因此不可完全吃素，挑食、吃素容易导致微量元素缺乏
结语	通过饮食、运动、改善生活环境可提高儿童免疫力，是预防感冒的有效措施

258. 怎样预防儿童感冒后发生中耳炎

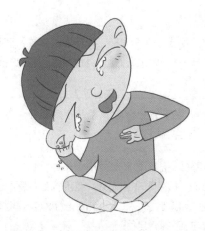

预防儿童感冒后发生中耳炎的措施	1. 积极预防感冒：积极预防感冒或者尽可能缩短感冒周期是避免宝宝患中耳炎的最佳措施
	2. 尽量少含奶嘴：频繁的吸吮动作容易使病菌从鼻腔后端进入到咽鼓管，增加宝宝感染中耳炎的危险
	3. 正确喂养姿势：喂奶时将宝宝斜抱起来，使其处于半卧位姿势，抬高头部，以免溢乳而导致乳汁流入耳中
	4. 保持鼻腔清洁：用医用吸耳球帮宝宝吸除鼻腔中黏液，或滴入一些润舒剂，以防鼻涕和细菌进入中耳
	5. 保持空气湿度：避免因空气干燥引起宝宝鼻腔干燥甚至发炎，造成咽鼓管肿大、阻塞
	6. 调整枕头高度：如果宝宝鼻塞得比较厉害，睡觉时可将头部垫得高一些，以便积聚于鼻腔内的黏液不至于流到咽鼓管内
	7. 仰卧或侧卧：专家认为，仰卧和侧卧的睡姿可以增加宝宝睡觉时的吞咽动作，从而促进中耳部位黏液的排流，降低病毒、细菌存留的机会，降低感染的危险性
结语	根据统计，婴幼儿在 3 岁以前，约有 70%患过中耳炎，其中有 99%是因为感冒所导致的。因此，预防宝宝感冒是非常必要的

259. 如何做好感冒儿童的家庭护理

感冒儿童的家庭护理	儿童感冒的主要症状有发热、流鼻涕、鼻塞、咳嗽，有时可伴有呕吐和轻度腹泻。尤其 1 岁以内的患儿全身症状重，多为高热、不吃奶，甚至还有可能为惊厥等
	其一，要让孩子充分休息，患儿年龄越小，越需要休息，待症状消失后才能恢复自由活动
	其二，按时服药。感冒多数是由于病毒所致，应用抗菌药物无效，特别是早期病毒感染，抗生素非但无效，滥用抗生素反而会引起机体菌群失调，有利病菌繁殖，加重病情。服用小儿百服宁能较好地解除感冒引起的发热、鼻塞、咳嗽等不适，避免并发症发生，及早康复
	其三，小儿感冒发热期，应根据孩子食欲及消化能力不同，分别给予流质或面条、稀粥等食物。应暂时减少哺乳次数，以免发生吐泻等消化不良症状
	其四，居室安静，空气新鲜，禁烟，温度宜恒定，不要太高，或太低、太湿，有喉炎症状时更应注意，这样才能让患儿早日康复
结语	如果发热持续不退，或者发生并发症时，应及时去医院诊治，以免发生意外

260. 儿童感冒时如何给予正确的饮食

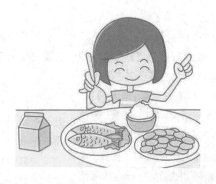

儿童感冒时如何给予正确的饮食	应注意多给感冒儿童饮水，吃一些容易消化的食物，以流质饮食为宜，如菜汤、稀粥、面汤、蛋汤、牛奶等。还可以多吃一些鸭梨、柑橘等富含维生素 C 的水果
	有的感冒儿童没有食欲，可暂减食量，以免引起积食，饮食既要有充足的营养，又要能增进食欲，可给白米粥、小米粥，也可吃些肉松，总之以清淡爽口为宜，还可给患儿喝些酸果汤汁，如山楂汁、红枣汤及新鲜广柑汁等，能增进食欲。如果退热时有食欲，可以给半流质饮食，如面片汤、馄饨、菜泥粥、或者鸡汤挂面等，但不能一次吃得过多，可少量多次食用
结语	中医认为受邪不宜补，因此感冒儿童应少吃荤腥食物，特别忌服滋补性食品

261. 如何预防流行性感冒

如何预防流行性感冒	流感的主要传染源是已患流感的患者，其次是隐性感染者。传染期持续大约 1 周，一般流感患者在发病最初的 2～3 天传染性最强，可从鼻涕、口涎、痰液等分泌物排出病毒。流感的传播途径以空气飞沫传播为主，其次是通过病毒污染的茶具、餐具、毛巾等间接传播，密切接触也是传播流感的途径之一	针对前一种传播途径的预防措施，主要是避免与流感患者直接接触
		对后一种传播途径，在日常生活中就无处不在了，比如公共汽车上的扶手、座椅，办公室门把手等地方都很有可能成为传播流感的途径，因此让人防不胜防
	预防流感，除了注射疫苗以外，日常生活中的小细节也是必须要注意的。不注意个人卫生也容易感染流感病毒，所以一定要养成勤洗手的习惯。如果家人或同事有患流感的，一定要提醒他们出门戴口罩。如果起居室和办公室空气流动差，要注意多通风，但不要因为通风而使室温过低，以身体感到适宜为主。另外，尽量少去人群密集的场所。随时关注气候的变化，适当增减衣物，避免因为天气的原因导致免疫力下降。到医院看病时，最好戴上口罩。最后需要注意加强体育锻炼，增强体质，多休息、多饮水、戒烟戒酒、注意营养、饮食要易于消化，特别是儿童和老年患者更应注意	
结语	注意自我防护，增强自身免疫力	

262. 流行性感冒患者宜吃哪些食物

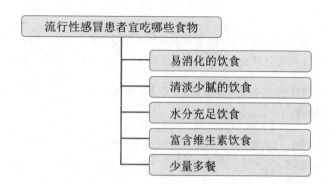

流行性感冒患者宜吃的食物	1. 选择容易消化的流质饮食，如菜汤、稀粥、蛋汤、蛋羹、牛奶等
	2. 饮食宜清淡少油腻，既满足营养的需要，又能增进食欲。可喝白米粥、小米粥、小豆粥，配以甜酱菜、大头菜、榨菜或豆腐乳等小菜，以清淡、爽口为宜
	3. 保证水分的供给，可多喝酸性果汁如山楂汁、猕猴桃汁、红枣汁、鲜橙汁、西瓜汁等以促进胃液分泌，增进食欲
	4. 多食含维生素 C、维生素 E 及红色的食物，如西红柿、苹果、葡萄、枣、草莓、甜菜、桔子、西瓜及牛奶、鸡蛋等
	5. 饮食宜少量多餐。如退烧食欲较好后，可改为半流质饮食，如面片汤、清鸡汤龙须面、小馄饨、菜泥粥、肉松粥、肝泥粥、蛋花粥
结语	有些人患流感后，高烧不退，头痛乏力，食欲大为下降，什么食物都不想吃，什么食物都不敢吃，这是不对的，人没了食物供应，就如机器没有了油，维持不了正常的运转。因而患流感后，可以适当选择一些食物，保持每天最低的能量需要，这样才有利于早日康复

263. 家中有流感患者应如何护理

家中有流感患者应如何护理	家中有人患流感后，要注意按照呼吸道传染病隔离，毛巾、碗筷要分开使用，既要注意室内通风换气，保持室内空气新鲜，又要注意发热患者的保暖
	发热的患者要卧床休息，一定不要坚持工作，以免加重病情或造成疾病的传播
	要注意给患者，尤其是高热和腹泻的患者多饮水，对进食较少、腹泻较重的患者，还可到医院静脉补液
	在患病期间要注意给予患者清淡和易消化的饮食，如面条、稀饭、乳制品、蛋羹、面包等，以半流食为主，可多吃新鲜蔬菜、水果等，补充维生素
结语	要特别注意观察婴幼儿和老年患者的病情变化，如果出现高热不退、惊厥、意识障碍、呼吸困难、四肢冰凉等症状，应立即到医院就诊。对原有心脏病或肺部疾病的患者，还要注意是否有原有疾病加重的症状

264. 流感期间孕妇应该如何防护

流感期间孕妇应该如何防护	虽然流感很可怕，但面对流感，孕妇也不必过于惊慌和害怕。首先要心平静气，保持规律的生活作息，吃好睡好，避免过度疲累，这样可以提高自身对流感病毒的抵抗力
	其次，在流感期间尽量不要去空气污浊、人群密集之处，避免接触感冒患者，特别是流感患者，避免交叉感染。如果发现自己出现类似流感的初期症状，如发热、头疼、鼻塞、打喷嚏等，要及时去医院就诊。一旦确诊患了流感，应该在医生指导下合理用药，尽快控制感染，排除病毒，以防病情加重
结语	流行性感冒（流感）是由流感病毒引起的，发作时一般会维持1周或者更长时间，影响患者的生活和工作，严重时会由于肺部感染引起死亡

265. 孕妇可以接种流感疫苗吗

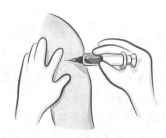

孕妇可以接种流感疫苗吗	流感疫苗的预防效果因人而异，而且对流感的作用也是有限的。因为疫苗具有较强的特异性，一种流感疫苗只针对某种特定的或与之相似的流感病毒毒株引起的感染有效，对变异的流感病毒毒株或其他病毒、细菌引起的感冒无效
	对待流感疫苗需要慎重，因为注射流感疫苗，实质是增强机体免疫。由于个人体质不同，有的时候可能会造成免疫系统过度增强，错误地攻击自身正常器官和系统造成的自身免疫疾病。除了引起自身免疫疾病外，流感疫苗最常见的副作用还有发热、疲劳、肌肉酸痛、头痛等
	流感疫苗的制作过程，也可能给使用者带来一些潜在的危险。病毒的灭活剂，包括甲醛和一种汞的衍生物制成的消毒剂，汞对胎儿的神经系统会造成不可逆的损害
结语	疫苗对孕妇的安全性是未经检验的，能否引起流产，目前尚无定论，所以并不主张孕妇接种流感疫苗

266. 预防流行性感冒具体有哪些措施

预防流行性感冒具体有哪些措施	1. 注射流感疫苗：老年人、儿童、体弱者在流行性感冒季节开始之前及已发现流感的流行区域人群，应该使用疫苗，以预防甲型与乙型流行性感冒病毒。流感疫苗的效力在30%～80%，老年人的预防效果差一些，由于每年病毒株可能不同，尤其是甲型流感病毒表面的血凝素非常容易变异，而血凝素又是流感病毒最主要的抗原，它与另一种表面抗原神经氨酸酶抗原组成不同的亚型，每年、每个国家或地区引起流感的毒株可能是不一样的，而且疫苗诱发的免疫力只能维持4～6个月，因此一般建议每年重新注射疫苗。其他国家的疫苗未必适合中国，在选用疫苗时不要"崇洋媚外"，认为国外的疫苗好，国产的就不好；当然，如果制造的流感疫苗不能覆盖该年引起流感的毒株，流感疫苗的预防作用也就非常有限
	2. 服用抗病毒药物：新的抗病毒药物如奥司他韦或金刚烷胺也具有预防作用，如奥司他韦可预防甲型与乙型流行性感冒，在流感流行季节与流感患者密切接触的人群推荐使用75mg，每天1次，至少连用7天。与患者接触后应尽早使用，最晚在2天内用药才能有效预防。据报道该药的预防作用高达92%，而且耐药率低、安全性非常好，2000年11月17日被美国食品和药物管理局批准用于预防流感，儿童、老年人都可以使用。金刚烷胺能预防甲型流行性感冒，但由于该药物的不良反应较多，容易耐药，目前作为预防用药使用较少
	3. 保持良好的生活习惯：预防流行性感冒还要有良好的生活习惯，如尽量与已患流行性感冒的人保持距离，咳嗽或打喷嚏时要用手绢掩盖以免病毒散播；常洗手，避免接触流感病毒；避免吸二手烟，饮食要健康，睡眠要充足以及多喝水等
结语	流感病毒传播迅速、流行广泛，抗原易变异，人群的特异性免疫状况不稳定。流感病毒分甲、乙、丙三型，其中甲型和乙型流感对人类威胁较大。流感流行具有一定的季节性，我国北方地区的流行一般均发生在冬季，南方四季都有病例发生，发病高峰在夏季和冬季；流感是一个可以预防的疾病，迄今为止，最有效的预防措施是注射流感疫苗，另外，新的抗病毒药物如奥司他韦或金刚烷胺也具有一定的预防作用

267. 是否每个人都需要注射流感疫苗

是否每个人都需要注射流感疫苗	每年流行的流感病毒是不一样的，每年的流感疫苗的配方也不一样，所以流感疫苗需要每年都按时接种才有用，因此普通人群，在没有流感流行的情况下，一般是不要求必须接种，而老年人、儿童、体弱者和在流感流行区域的人群，则最好每年能够按时接种
	许多人认为注射流感疫苗就可以免于感冒威胁，因而生活中就降低了防范的心理，殊不知流感与感冒是完全不同的。流感疫苗包含两种 A 型病毒株及一种 B 型病毒株，当然病毒本身已先经过去活化或减毒程序，使其失去致病力，仅用来刺激人体免疫系统，产生抗体而已。由此我们就可以了解，注射疫苗只是能预防当年度可能流行的 A 型或 B 型流感，至于其他病毒感染引起的感冒，仍然无法幸免。所以，注射流感疫苗后，仍要增强防范心理，加强防护，以防感冒
结语	流感病毒是一种变异力极强的病原体，每年引起流行的病毒类型都会有所不同，针对流感病毒的变异特性，每年世界卫生组织都会对流感进行监测，预测当年的流行毒株，针对预测的流感病毒的不同型别，确定每年流感疫苗的配方

268. 接种流感疫苗的主要群体是哪些

接种流感疫苗的主要群体	主要有：60 岁以上人群，患有心血管系统疾病、代谢疾病（糖尿病、胰囊性纤维化变性）、慢性呼吸道疾病和慢性肾功能不全以及先天性或获得性免疫缺陷患者
	流感疫苗也推荐使用于由于职业原因使感染危险性增加的人群，如医务人员；还有慢性病患者的家属；幼儿园小朋友，小学、中学、大学的学生；在重要岗位及为公众服务的工作人员，如公交、商业、银行、公安等部门的工作人员；在人员相对集中且通风条件欠佳环境的工作人员，如写字楼内的工作人员等
	实际上，任何想避免感染流感的人都可以接种流感疫苗。接种流感疫苗的最佳时机是在每年的流感季节开始前。在我国，特别是北方地区，冬、春季是每年的流感流行季节，因此，9、10 月份是最佳接种时机。当然，在流感流行开始以后接种也有预防效果
结语	鉴于流感的危害十分巨大，我国卫生防疫部门对流感的防治工作十分重视。卫生防疫部门在"十五"期间就已将流感列为重点防治的传染病。2004 年 3 月在日内瓦召开的流感会议上，世界卫生组织也呼吁采取措施应对可能的流感大爆发

269. 哪些人不宜接种流感疫苗

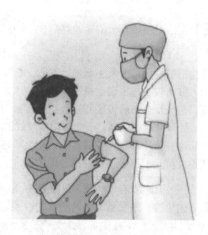

有8种人不适宜接种流感疫苗	1. 对鸡蛋或疫苗中其他成分过敏者
	2. 格林巴利综合征患者
	3. 怀孕 3 个月以内的妇女
	4. 急性发热性疾病患者
	5. 慢性病发作期的人群
	6. 严重过敏体质者
	7. 6 个月以下儿童
	8. 医生认为不适合接种的人员
结语	此外，12 岁以下儿童不能使用全病毒灭活疫苗，怀孕 3 个月以上的孕妇也要慎用

270. 接种流感疫苗都有哪些不良反应

接种流感疫苗的不良反应有局部反应和全身反应	局部反应包括注射部位短暂的轻微疼痛、红肿，其程度大多很轻微而不至于影响日常生活
	全身反应是指接种后可能发生低热、不适、倦怠、肌肉酸痛等，以前未接种过疫苗的人群比较容易出现全身性副作用，比如儿童比较容易出现发热、倦怠等反应。这些反应一般轻和短暂。在多数情况中，它们在2～3天内自动消失，一般只需对症处理，不会影响疫苗效果。根据最近的研究，特别纯化的裂解病毒疫苗，其全身性副作用的发生率与使用安慰剂无显著差别，也就是说这种疫苗几乎不会引起全身性副作用
结语	曾有文献报道：流感疫苗与神经并发症有关，比如格林巴利综合征。这种症候群是人体的免疫系统受到不正常刺激的时候，自行攻击自己的神经组织引起的，1976年美国针对猪型流感所生产的疫苗，的确会引起格林巴利综合征，其发生率约为11.7/1000000。婴儿对全病毒疫苗的发热反应发生率较高，为8%～50%；分两剂注射或使用分离病毒疫苗可解决这一问题。此外，接种流感疫苗也可出现少数严重的不良反应，如过敏反应、急性热病性多神经炎、哮喘等，但这些不良反应罕见，所以不必太过于担心

271. 流感疫苗需多长时间接种一次呢

流感疫苗需多长时间接种一次	我们知道流感和普通感冒是不同的两种疾病，目前感冒疫苗仍在研制中，而注射流感疫苗只能对流感病毒产生免疫效果，至于由其他病毒感染引起的感冒，是不能预防的。由于流感病毒几乎每年都会发生变异，则每年流行的病毒株都可能不同，而原来注射的疫苗对新的不同抗原型的病毒是不具免疫力的，况且即使病毒未发生变异，疫苗成分仍相同，但已使用的疫苗其保护效果也只能维持1年。目前使用的流感疫苗主要是针对来年的流行病毒株生产的，所以注射了流感疫苗也只能预防当年度可能流行型别的流感，这正是流感疫苗和其他疫苗的不同之处
	疫苗只有每年更新，才能达到预防效果，所以流感疫苗需每年进行接种。接种疫苗后人体一般需经7～15天才能产生免疫力，而免疫水平会随着时间的延续而下降
结语	因此在流感流行高峰前1～2个月接种流感疫苗可更有效发挥疫苗的保护作用

272. 流感疫苗都有哪些类型

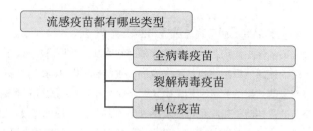

非活性流感疫苗共有三种类型	一类是整个病毒用甲醛去除活性，做成全病毒疫苗
	另一类是用化学药物打破已经去除活性的病毒，再纯化其脂肪包被成分，其上面就含有病毒的血凝素（即 H 抗原）与神经氨酸酶（即 N 抗原）等最重要的抗原成分，称为裂解病毒疫苗。裂解病毒疫苗减少了对人体无免疫保护作用的不必要成分，所以可以减少不良反应。目前市面上的流感疫苗，大部分都是裂解病毒疫苗
	第三类是将血凝素与神经氨酸酶等抗原纯化制成的疫苗，即单位疫苗。这种疫苗的不良反应也很少，与裂解病毒疫苗差不多，多用于实验中
结语	全病毒灭活疫苗、裂解疫苗和单位疫苗，国产和进口产品均有销售。每种疫苗均含有甲 1 亚型、甲 3 亚型和乙型 3 种流感灭活病毒或抗原组分。这三种疫苗的免疫原性和副作用相差不大

273. 如何正确接种流感疫苗

<table>
<tr>
<td rowspan="4">如何正确接种流感疫苗</td>
<td>1. 接种时间：由于在流感流行高峰前 1~2 个月接种流感疫苗能更有效发挥疫苗的保护作用，一般推荐接种时间为 9、10 月份。但我国幅员广阔，各地区的流感流行高峰也是不一致的，故各省可根据当地流行的高峰季节及对疫情监测结果的分析预测，确定并及时公布当地的最佳接种时间。接种流感疫苗的最佳时机是在每年的流感季节前，因为，一般流感疫苗注射后需要 7~15 天才能在体内产生抗体，若是在刚接种后感染了流感病毒，由于身体内的抗体还不足以抵抗，还是有可能患流感的，所以，注射流感疫苗，一定要防患于未然，赶在流感到来前 1~2 个月的时候进行接种</td>
</tr>
<tr>
<td>2. 接种年龄：在接种流感疫苗时还必须考虑年龄因素，12 岁以下儿童只适合接种不良反应比较小的裂解病毒疫苗。不满 3 岁的小儿，每次的接种剂量是 0.25ml，其余年龄每次接种 0.5ml。此外，8 岁以下儿童只接种一剂疫苗的抗体反应不理想，这可能是因为他们接触流感病毒的次数还不多，接种疫苗以后缺乏免疫增强作用；所以 8 岁以下儿童第一次接种疫苗的时候，需要间隔至少 1 个月再接种 1 次。随后几年再接种疫苗的时候，就只需要接种 1 次。</td>
</tr>
</table>

流感疫苗的接种方法

年龄	疫苗种类	每次剂量	接种次数	接种途径
6~35 个月	只使用裂解病毒疫苗	0.25ml	1 或 2	肌内注射
3~8 岁	只使用裂解病毒疫苗	0.5ml	1 或 2	肌内注射
9~12 岁	只使用裂解病毒疫苗	0.5ml	1	肌内注射
>12 岁	全病毒或裂解病毒疫苗	0.5ml	1	肌内注射
第一次接种疫苗的儿童，间隔一个月再接种 1 次				

结语	流感疫苗的预防接种应严格按照国家关于生物制品和预防接种的有关规定和要求管理。开展流感疫苗的群体性预防接种，必须经省级卫生行政部门的批准，由县级以上卫生行政部门组织实施

274. 哪些慢性疾患的密切接触者需要接种流感疫苗

哪些慢性疾患的密切接触者需要接种流感疫苗	慢性阻塞性肺疾病、其他慢性肺部疾病、心脑血管疾病、有免疫低下或服用免疫抑制剂的疾病、艾滋病、血液系统疾病（如白血病）、糖尿病、慢性肾脏疾病以及一些免疫功能有缺陷的慢性疾病患者，健康状况不良的老年人等流感高危险患者
	与高危险患者密切接触者（如亲属）尤其需要接种流感疫苗，因为这些流感高危险患者对于流感疫苗的抗体反应比较差，他们的密切接触者接种了流感疫苗，可以达到保护高危险患者的目的。否则如果这些人感染了流感病毒，对于本身或许没有很大的影响，但是可能会将病毒传播给高危险患者，一旦这些人群患了流感就可能出现流感病毒性肺炎、呼吸衰竭、心力衰竭等严重的并发症，甚至因此而死亡
结语	所以这类人群在无禁忌证的情况下都适宜接种流感疫苗，家庭中密切接触者，如家属、照顾高危险患者的保姆或护理人员，均应接种疫苗

275. 在校学生应如何预防流感

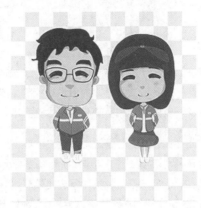

在校学生预防流感的具体措施		1. 开窗通风：在教室、图书馆、实验室、食堂和宿舍等学生集中的地方，无论天气多冷，也要保证每天 3 次、每次 10～15 分钟的开窗通风时间。下课后，学生不要再待在室内，应到室外活动，呼吸新鲜空气
		2. 加强晨检：通过晨检，如发现学生或幼儿出现流感症状，应动员家长陪同孩子去医院发热门诊就诊，并暂停上学，进行隔离治疗，直到病愈
		3. 经常洗手：学生之间通过手进行接触的机会比较多，因此要教育学生养成不用手挖鼻、摸脸或擦嘴的良好卫生习惯。回家后一定要先洗手
		4. 劳逸结合：注意劳逸结合，特别是不要熬夜，每天保证至少有 8 小时的睡眠时间，以增加抗病能力
		5. 少去公共场所：尽量不去空气质量差的公共场所，若必须去，最好戴口罩，并减少滞留时间
		6. 接种流感疫苗：是一种目前公认的安全有效的预防方法
结语		在学校，学生学习紧张、易疲劳，又由于学生在教室里相互接触的机会比较多，如果不注意空气流通，就会增加流感传播的机会

276. 家庭常用有哪些物理消毒方法

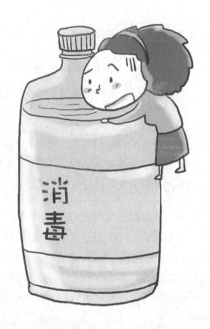

家庭常用的物理消毒方法	通过物理因子达到消毒目的的方法即为物理消毒方法。家庭常用的方法有焚烧、煮沸、蒸、微波、红外线、食具消毒柜、暴晒、通风换气、自然净化、清洗擦拭等
结语	物理消毒方法在日常生活中很容易操作，又无副作用，家里有感冒患者或平时都可以针对性使用

277. 哪些抗病毒药物可用于预防流感

```
哪些抗病毒药物可用于预防流感
            ├── 离子通道M₂阻滞剂
            └── 药物神经氨酸酶抑制剂
```

哪些抗病毒药物可用于预防流感	第一类药物离子通道 M_2 阻滞剂，主要特异性抑制甲型流感病毒，在流行期间使用本类药预防有效率可达 70%～90%；但由于这类药物的副作用较大，临床使用不太多。另外，据报道目前该药也出现了一定的耐药现象
	第二类药物神经氨酸酶抑制剂，主要作用于甲型和乙型流感病毒的高度保守区，仅作用于流感病毒，对于宿主的神经氨酸酶无作用。扎那米韦口服吸收利用度非常低，多采用吸入治疗，目前该药只在欧洲、北美洲等注册上市，该药对甲型和乙型流感病毒都有预防作用。奥司他韦是迄今为止最有效的抗病毒药物，预防流感的有效率高达 92%，2000 年美国 FDA 批准将其作为流感的预防用药
结语	抗病毒药物包括离子通道 M_2 阻滞剂，即金刚烷胺和金刚乙胺；神经氨酸酶抑制剂，即奥司他韦（达菲）和扎那米韦

278. 预防流行性感冒的重要意义是什么

预防流行性感冒的重要意义	中国健康教育学会曾对我国 7 个大城市 2160 名市民进行随机调查显示，72%的被调查者不知道流感是一种法定的传染病，近一半人误认为流感即是重感冒，绝大多数人对流感没有正确认识。调查还显示，近 70%的人在高热 2～3 天后才去就诊，有 90%人认为没有必要因家人发热而采取自我保护的措施
	还有大多数人不去接种流感疫苗的原因是不重视，还顾虑其安全性，殊不知流感有很强的传染性。流感给患者带来的不仅是发热、头痛、全身酸痛等症状，还会引起支气管炎、细菌性或病毒性肺炎、心肌炎、心包炎、脑膜炎、中耳炎等并发症。不但老年人、孩子或者慢性病患者存在发生并发症的危险，对于健康人而言，流感同样可能引起并发症以至危及生命
	据世界卫生组织统计，全球每年因流感导致的并发症有 300 万～500 万，造成 25 万～50 万人死亡，其中老年人和慢性病患者占绝大多数；流感病毒最大的特性就是变异较为频繁，因此到目前为止还没有可以有效控制和治愈流感的药物。流感的"治疗"主要是缓解流感的发病症状，避免因流感导致其他严重的并发症
结语	所以，对付流感的关键是预防，而预防最简便、有效的方法是接种流感疫苗

279. 在流感流行期间个人应如何加强自我防护

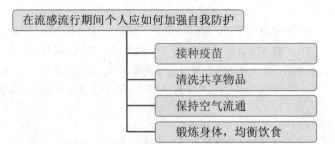

	在流感流行期间个人应如何加强自我防护
	接种疫苗
	清洗共享物品
	保持空气流通
	锻炼身体，均衡饮食

在流感流行期间个人应如何加强自我防护	接种疫苗的总有效率约是 80%。但流感疫苗并不是普遍接种的，预防流感要从最基本的个人卫生和环境卫生做起，为了保护自己和防止流感病毒的蔓延，个人除了要注意防寒保暖，不要用手频繁触摸眼睛、鼻子或嘴巴等容易传导病菌的部位外；平时还应勤洗手，特别是在双手接触呼吸道分泌物后（如打喷嚏后）应立即洗手
	经常清洗共享的物品，如电话手柄、计算机键盘等
	每天开窗通风，保持室内空气新鲜，衣服被褥也宜常洗常晒。个人具体的防护措施还包括流感季节少到公共场所或空气混浊的场所，不得已出入时，最好戴口罩
	注意锻炼身体，增强抵抗力；保持充足休息，避免过度疲劳；均衡饮食，多吃富含维生素 A 和维生素 C 的食物，如菠菜等。另外，可适当喝一些抗病毒冲剂、板蓝根冲剂等，防患于未然
结语	预防流感的最佳途径就是接种疫苗，这种方法没有太大的毒副作用，尤其适合于儿童、老年人和患有慢性疾病的患者

280. 在流感流行期间如何对室内进行清洁消毒

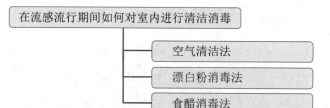

在流感流行期间如何对室内进行清洁消毒	1. 空气清洁法：室内空气要保持新鲜，必须勤通风换气。每次开窗 10～30 分钟，使空气流通，病菌排出室外
	2. 漂白粉消毒法：漂白粉能使细菌体内的酶失去活性，致其死亡。桌、椅、床、地面等，可用漂白粉的上清液（漂白粉沉淀后，上面的清水）擦拭消毒
	3. 食醋消毒法：食醋中含有醋酸等多种成分，具有一定的杀菌能力，常用作室内空气消毒。10m² 左右的房间，可用食醋 100～150g，加水 2 倍，放瓷碗内用文火慢蒸，熏蒸时要关闭门窗。这种方法对预防呼吸道传染病有良好的作用
	家庭空气消毒最理想而又简便的方法是保持室内空气的清新、流通，消毒液和熏蒸的方法一般要慎用。医学研究发现，常用的消毒方法对于空气消毒的作用仅能维持数小时，常在 3～4 小时后恢复到消毒前的水平。室内空气流通是保证空气长时间洁净、清新的最有效方法。而熏蒸方法，如过氧乙酸、食醋等对家具，特别是金属器皿有腐蚀性，会加速家庭装潢的老化；使用含氯消毒液消毒比较彻底，但含氯消毒剂的消毒效力强，腐蚀性也大，有褪色的作用。配制好的消毒液勿与颜色鲜艳的衣物接触，要防衣物褪色。抹布和拖把所到之处只是增加了感官上的洁净，其实是家庭中最大的污染源。抹布、拖把需要经常用含氯消毒液浸泡，使用前、后均需要浸泡消毒
结语	当然，家庭消毒一定不能贪多，一些人总是担心消毒效果不好，就特意把消毒剂的比例加大，其气味在家中很不容易散去，也会造成污染

281. 哪些食物可以用于预防流行性感冒

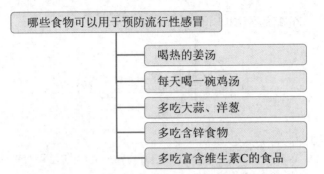

哪些食物可以用于预防流行性感冒	1. 喝热的姜汤：从中医学来看，冬季感冒许多为外感风寒型。姜有驱寒暖身的作用，可预防流感
	2. 每天一碗鸡汤：有研究证明，喝鸡汤能够预防感冒和流感等上呼吸道感染性疾病。因为鸡肉中含有人体所必需的多种氨基酸，营养丰富，特别是其中所含的半胱氨酸，可以增强机体的免疫力。此外，喝鸡汤对感染后加速痊愈也有积极作用
	3. 多吃大蒜、洋葱：大蒜和洋葱都是热性食物，对改善体质有良好的作用。大蒜具有杀菌杀毒功能，吃大蒜最好生食，因为生蒜具有抗病毒、提高机体免疫力的作用。大蒜中的有效成分大蒜素具有增强免疫力功能，在加热的过程中会失去功效。洋葱也是一种天然的杀菌杀毒食物，可以有效地抵抗病毒和细菌
	4. 多吃含锌食物：锌是人体不可缺少的微量元素，人体中许多种酶必须有锌参与才能发挥作用，锌对调节免疫功能十分重要。此外，锌还有另一个功能，就是抗感染。有研究证实，每天摄入 50~100 微克的锌，就可以预防流感。海产品、瘦肉、粗粮和豆类食品都富含锌
	5. 多吃富含维生素 C 的食品或维生素 C 片：维生素 C 是人体不可缺少的，它可以降低毛细血管通透性，使之成为一个屏障，阻止病毒进入人体组织，保护机体器官。维生素 C 含量较高的食品有绿叶蔬菜、西红柿、菜花、青椒、柑橘、草莓、猕猴桃、西瓜、葡萄等。维生素 C 在加热过程会大量丢失，最好生食这些食品
结语	流感重在预防

282. 正确洗手可以预防流行性感冒吗

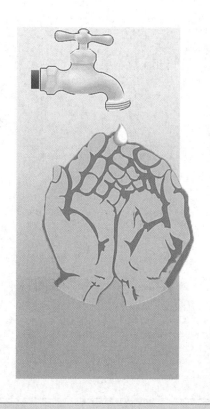

正确洗手可以预防流行性感冒吗	1. 平时做到回家先洗手、便前便后洗手、餐前洗手、阅读书报后洗手
	2. 洗手时双手涂满皂液，相互有力揉搓不短于 10～15 秒，再用流动水冲洗，其消毒杀菌效应比单纯用清水或使用一般消毒剂更好
	3. 不用污浊的毛巾擦手
	4. 接触呼吸道分泌物（如打喷嚏后）应立即洗手
	5. 尽量减少手对脸的触摸
结语	研究证实，虽然流感是呼吸道传染病，大多通过呼吸道传播，但我们的手同样是重要的传播媒介。在日常生活中，如果不注意手的卫生，外出回家后忘记洗手，同样可以感染流感。美国疾病预防控制中心发布的公告指出，正确洗手可减少 30%左右的疾病感染率

283. 正确洗手的方法是怎样的

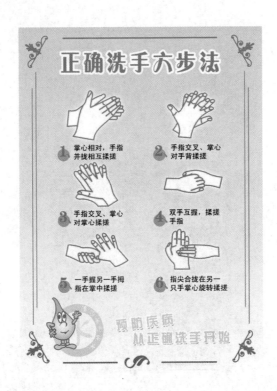

正确洗手的程序	1. 开水龙头冲洗双手
	2. 加入洗手液，用手擦出泡沫
	3. 最少用二十秒时间揉擦手掌、手背、指隙、指背、拇指、指尖及手腕，揉擦时切勿冲水
	4. 洗擦后再用清水将双手彻底冲洗干净
	5. 用干净毛巾或抹手纸彻底抹干双手，或用干手机将双手吹干
	6. 双手洗干净后，不要再直接触摸水龙头，可先用抹手纸包裹水龙头，把水龙头关上或泼水将水龙头冲洗干净
结语	认真洗手，保护自己也保护他人

284. 如何预防甲型 H1N1 流感

如何预防甲型 H1N1 流感	1. 尽量少到公共人群密集的场所
	2. 保证饮食营养以及充足睡眠、勤于锻炼、勤洗手、保持室内通风等,养成良好的个人卫生习惯
	3. 在洗涤生猪肉、家禽（水禽）时应特别注意。如有皮肤破损的情况,尽量减少接触机会,猪肉要用 71℃高温消毒后再使用
	4. 可以考虑戴口罩,降低风媒传播的可能性
	5. 做饭时可自己调配点小药膳,饮用可提高免疫力的茶饮或汤剂。如儿童需清滞养元,可泡点藿香、苏叶、金银花、生山楂等;成人需和中,可泡点桑叶、菊花、芦根等
	6. 特别注意突发高热、结膜潮红、咳嗽、流脓涕等症状
	普通的抗流感疫苗对人类抵抗甲型 H1N1 流感没有明显效果,甲型 H1N1 流感的疫苗已研制出来
结语	甲型 H1N1 流感普遍易感,多数年龄在 25～45 岁,以青壮年为主,但老年人、小孩也需注意。接触甲型 H1N1 流感病毒感染材料的实验室工作人员为高危人群。人感染甲型 H1N1 流感常发生在冬春季节

285. 家中有人出现流感症状应如何照料

家中有人出现流感症状应如何照料		
	1. 将患者与家中其他人隔离开来，至少保持 1 米距离	
	2. 照料患者时应用口罩等遮盖物遮掩嘴和鼻子	
	3. 不管是从商店购买还是家中自制的遮盖物，都应在每次使用后丢弃或用适当方法彻底清洁	
	4. 每次与患者接触后，都应该用肥皂彻底洗净双手；患者所居住的空间应保持空气流通，经常打开门窗保持通风	
	5. 如果你所在的国家已经出现甲型 H1N1 流感病例，应按照国家或地方卫生部门的要求处理表现出流感症状的家属	
	6. 如果感觉自己患了流感，应注意的几点	（1）如果感觉不适，出现高烧、咳嗽或喉咙痛，应该待在家中，不要去上班、上学或者去其他人员密集的地方
		（2）多休息，喝大量的水
		（3）咳嗽或打喷嚏时，用一次性纸巾遮掩住嘴和鼻子，用完后的纸巾应处理妥当
		（4）勤洗手，每次洗手都应用肥皂彻底清洗，尤其咳嗽或打喷嚏后更应如此
		（5）将自己的症状告诉家人和朋友，并尽量避免与他人接触
结语	注意自我防护和与患病家属的隔离，必要时可送往医院治疗	

286. 有哪些饮食可预防甲型 H1N1 流感

可预防甲型 H1N1 流感的饮食	1. 饮食宜清淡，少食膏粱厚味之品（易化生积热），所以在日常生活中，做一些简单、美味的小药膳，对预防流感有帮助
	2. 二白汤：葱白 15g、白萝卜 30g、香菜 3g。加水适量，煮沸热饮
	3. 姜枣薄荷饮：薄荷 3g、生姜 3g、大枣 3 个。生姜切丝，大枣切开去核，与薄荷共装入茶杯内，冲入沸水 200～300ml，加盖浸泡 5～10 分钟趁热饮用
	4. 桑叶菊花水：桑叶 3g、菊花 3g、芦根 10g。沸水浸泡代茶频频饮服
	5. 薄荷梨粥：薄荷 3g、带皮鸭梨 1 个（削皮）、大枣 6 枚（切开去核），加水适量，煎汤过滤。用小米或大米 50g 煮粥，粥熟后加入薄荷梨汤，再煮沸即可食用，平时容易"上火"的人可吃
	6. 鲜鱼腥草 30～60g，蒜汁加醋凉拌
	7. 鲜败酱草 30～60g，开水焯后，蒜汁加醋凉拌或蘸酱吃
	8. 鲜马齿苋 30～60g，开水焯后，蒜汁加醋凉拌或蘸酱吃
	9. 赤小豆、绿豆适量熬汤服用
	10. 绿豆 60g、生甘草 6g（布包）、生薏米 20g，熬汤后去甘草包，服用
	11. 若口鼻干燥较重，可以棉签蘸香油外涂，具有润燥的功用
结语	此外，富含维生素的果蔬，如西兰花、番茄、油麦菜、苹果、葡萄、番茄、胡萝卜、山药等，以及椰子油、芝麻油和橄榄油等食用油均有预防甲型流感的效果

287. 我国研发的甲型 H1N1 流感疫苗的安全性和有效性如何

我国研发的甲型 H1N1 流感疫苗的安全性和有效性如何	国产甲型 H1N1 流感疫苗系采用世界卫生组织（WHO）推荐的甲型 H1N1 流感病毒株（疫苗生产株）接种鸡胚，经病毒培养、收获病毒液、灭活病毒、浓缩、纯化、裂解后制成
	根据接种第一剂疫苗 21 天的血清学结果，疫苗的血清学效果和安全性达到了 WHO 和欧盟的标准。接种 15μg/0.5ml 无佐剂疫苗的阳转率和保护率均超过 85%
	常见的不良反应主要是局部疼痛、红肿，全身的不良反应是轻度发热、头疼等，与季节性流感疫苗基本相同，还没有发现罕见的不良反应
结语	综合分析各种因素，选择 15μg/0.5ml 裂解无佐剂疫苗接种一剂次

288. 哪些人群应优先接种甲型 H1N1 流感疫苗

哪些人群应优先接种甲型 H1N1 流感疫苗	我国重点接种人群的确定，主要综合目前疫情的流行病学特征、参考 WHO 等对甲型 H1N1 流感疫苗的使用建议，以及我国甲型 H1N1 流感疫苗的生产供应能力等因素，经专家论证确定的。我国将根据疫情的进展和疫苗供应能力的提高，必要时及时调整重点人群的范围
	现阶段，我国免疫重点人群：关键岗位的公共服务人员、学生及教师、慢性病患者等
结语	接种甲型 H1N1 流感疫苗应首先保证维护国家安全稳定、社会正常运行、公共服务系统正常运转，其次兼顾各类重点人群，以降低病死率和发病率，降低流感大流行的危害

289. 哪些人群不能接种甲型 H1N1 流感疫苗

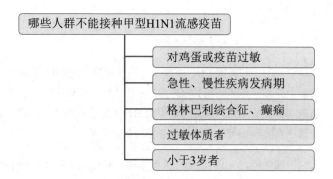

哪些人群 不能接种 甲型 H1N1 流 感疫苗	对鸡蛋或疫苗中任何其他成分（包括辅料、甲醛、裂解液等），特别是卵清蛋白过敏者
	患急性疾病、严重慢性疾病、慢性疾病的急性发病期、感冒和发热者
	格林巴利综合征患者；未控制的癫痫和患其他进行性神经系统疾病者
	严重过敏体质者，对硫酸庆大霉素过敏者
	年龄小于 3 岁者；医生认为不适合接种的其他人员
结语	如有上述情况者一定要告知医师，以防出现过敏等危及生命的情况

290. 孕妇和哺乳期女性能否接种甲型 H1N1 流感疫苗

孕妇和哺乳期女性能否接种甲型 H1N1 流感疫苗	尽管 WHO 和美国 CDC 都将孕妇列为高度优先的重点接种人群，但我国目前尚未将孕妇列为接种对象。主要是目前缺乏孕妇接种甲型 H1N1 流感疫苗的临床试验资料，孕妇接种甲型 H1N1 流感疫苗的风险性不确定，同时，我国一直将孕妇列为季节性流感疫苗禁忌人群
	对于哺乳期妇女，目前尚无人类接种此疫苗后是否进入乳汁的相关研究数据，应充分权衡利弊后决定是否使用本品
结语	卫生部将密切关注国内外疫苗临床试验的进展，适时组织专家论证，提出孕妇和哺乳期妇女的疫苗使用策略

291. 预防鸡瘟就可以预防人禽流感了吗

预防鸡瘟就可以预防人禽流感了吗	人禽流感和鸡瘟是不同的，鸡瘟学名叫鸡新城疫，主要表现为神经症状，也有呼吸症状，它基本是不传染人的，而禽流感是由 A 型流感病毒引起家禽和野禽的一种从呼吸病到严重性败血症等多种症状的综合病症，目前已经证实可以使人类感染发病，属于特殊类型的鸡瘟
	1997 年，香港特别行政区发生 H5N1 型人禽流感，导致 6 人死亡，在世界范围内引起了广泛关注。近年来，人们又先后获得了 H9N2、H7N2、H7N3 亚型禽流感病毒感染人类的证据，荷兰、越南、泰国、柬埔寨、印度尼西亚及国内相继出现了人禽流感病例
	尽管目前人禽流感只是在局部地区出现，但是，考虑到人类对禽流感病毒普遍缺乏免疫力、人类感染 H5N1 型禽流感病毒后的高病死率以及可能出现的病毒变异等，世界卫生组（WHO）认为该疾病可能是对人类存在潜在威胁最大的疾病之一
	人禽流感主要的传染源是患禽流感或携带禽流感病毒的鸡、鸭、鹅等禽类，所以预防鸡等禽类患流感，从某种意义上讲对控制人禽流感是有益处的，最起码可以减少携带病毒的传染源，降低将禽流感病毒传播给人的机会；但引起人禽流感的传染源很多，还包括鸭、鹅及野禽等
结语	预防鸡瘟并不能彻底消灭传染源，预防人禽流感，可能需要从多个环节综合性预防

292. 接触过禽流感病禽的人该怎么办

接触过禽流感病禽的人该怎么办	若与高致病性禽流感病禽有过接触者，首先不要恐慌，因为毕竟家禽将病传染给人的几率很低，在我国疫情发生地，卫生部门已经对与病禽密切接触的人员进行了医学检查和观察，尚未发现人员感染。禽流感病毒对热比较敏感，65℃加热 30 分钟或煮沸（100℃）2 分钟以上可灭活
	病毒在粪便中可存活 1 周，在水中可存活 1 个月，在 pH < 4.1 的条件下也具有存活能力。病毒在直射阳光下 40～48 小时即可灭活，如果用紫外线直接照射，可迅速破坏其传染性
	病毒对低温抵抗力较强，在有甘油保护的情况下可保持活力 1 年以上
	一旦接触过病禽，需要加强对密切接触禽类人员的检测，如果接触过病禽的人出现流感样症状，应立即进行流行病学调查，采集患者标本并送至指定实验室检测，以进一步明确病原，同时应采取相应的防治措施。有条件者可在 48 小时以内口服神经氨酸酶抑制剂等
结语	动物防疫部门一旦发现疑似禽流感疫情，应立即通报当地疾病预防控制机构，指导职业暴露人员做好防护工作

293. 禽流感流行期间怎样安全食用禽肉蛋

禽流感流行期间怎样安全食用禽肉蛋	禽肉煮熟煮透后，病毒可被完全杀死。但如果病禽未经煮熟煮透食用，病毒就有可能进入人体。病毒进入人体如果存活，会不会通过消化道传入人体各组织中？病毒在人体是如何运作的？这些机理现在都还不清楚。在这种情况下，只有对来自疫情暴发区的家禽采取封锁。所以，正规市场上经过检疫的家禽可放心食用，关键是要煮熟煮透，特别是煎鸡蛋一定要煎透煮熟，直至蛋黄及蛋白都凝固才可进食，不要把生蛋混合酱料来蘸着食物吃
	另外选购活鸡时，应尽量避免接触鸡只和鸡粪，切勿用口吹鸡的尾部。接触鸡只后，应彻底清洁双手。家禽都必须彻底煮熟才可食用，要保证家禽的内部达到 70℃以上，并持续煮至少 2 分钟。如家禽在烹煮后仍有粉红色肉汁流出，或骨髓仍呈鲜红色，应重新烹煮至完全熟透方可食用
结语	人类感染禽流感病毒的途径主要是通过接触病禽感染，目前尚未发现因吃禽肉、鸡蛋受到感染的病例，人们大可不必"谈禽色变"

294. 流感疫苗对预防人禽流感有效吗

流感疫苗对预防人禽流感有效吗	卫生部门要求推广注射流感疫苗，是为了预防流感在人群中的大规模发生，保护大众健康。接种流感疫苗是目前世界公认的预防流感最为有效的措施
	流感的发病高峰在夏季和冬季，流感与人感染高致病性禽流感及非典型性肺炎患者发病初期临床症状方面极为相似，一旦出现症状，容易混淆
	如接种了流感疫苗，不发生流感流行，就可减轻医生对人感染高致病性禽流感及非典型性肺炎的诊断难度
	如果人同时感染流感病毒和禽流感病毒，将会重新组合产生新的流感病毒，治疗难度加大且可在人与人之间传播
结语	所以要积极推广流感疫苗接种，努力提高免疫接种覆盖面，既可以降低流感病毒和禽流感病毒重组产生新的流感病毒的机会，也可以减轻人禽流感、非典型性肺炎病例的排查压力

295. 哪些药物可以用于预防人禽流感

哪些药物可以用于预防人禽流感	通过药物预防人禽流感是能起到一定作用的。其主要用于：在没有合适疫苗前的高暴露人群；以及有疫苗后不适宜接种疫苗者、免疫缺陷者，与暴发中的患者密切接触且接种疫苗不满 2 周者
	金刚烷胺、金刚乙胺、奥司他韦在美国已经批准为预防用药，能够降低患流感的机会。然而，不宜大范围无指征地预防服药，以免产生耐药。肝、肾功能不全者慎用，孕妇、婴幼儿、精神病或癫痫患者禁用。另外，药敏试验结果表明 1997 年香港禽流感病毒（H5N1）对金刚烷胺、金刚乙胺有较强的耐药性
结语	大量的研究资料表明，许多中药对甲型流感病毒有独特的疗效，如板蓝根、金银花、野菊花、连翘、鱼腥草等。特别是板蓝根，其抗病毒、防治流感的功效已经是家喻户晓，价廉物美，疗效确切

296. 预防禽流感感染应注意哪些问题

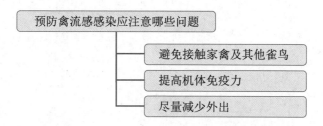

预防禽流感感染应注意哪些问题	1. 避免接触家禽及其他雀鸟：染病禽类的粪便可能带有禽流感病毒，应尽量避免接触；接触过禽类或禽类粪便，要立刻用消毒液和清水彻底清洁双手。如家中饲养雀鸟，应避免和它们过于亲密接触，处理它们的粪便时应戴上手套，接触雀鸟或它们的粪便后，必须用消毒液和清水彻底清洁双手。禽流感流行期间不要前往参观鸟园、农场、花鸟街市或到有动物园的公园活动，不要喂饲白鸽和野鸟等
	2. 提高机体免疫力：预防禽流感的最好方法，是增强抵抗力，要有充足的睡眠和休息，适量的运动，均衡的饮食，注意饮食卫生，进食的家禽和禽鸟蛋应彻底煮熟。养成良好的个人卫生习惯，并加强室内空气流通，切勿吸烟，不要去人烟稠密和空气流通欠佳的地方
	3. 尽量减少外出：注意身体变化，一旦出现感冒症状即刻就诊，特别是如有全身不适，尤其是有发热或呼吸道感染症状，应停止工作学习，留在家中休息，确实需要去公共场所应戴上口罩，以免传染他人
结语	禽流感给我们身体产生的危害性比较大，在日常生活中一定要做好预防禽流感的措施，只有这样才能降低患上该疾病的概率，远离该疾病的侵害